やさしいカラー図解

統合失調症

脳と心のつながりを理解し、治療と回復をサポート

監修 糸川 昌成
東京都医学総合研究所
副所長

専門医がくわしく図解

最新の病気知識と
正しい対処法

法研

はじめに

　本書は、何らかの形で統合失調症と関わりをもたれる方、たとえば身近な方が統合失調症かもしれないと疑われる方、あるいは既に医療機関で統合失調症と診断を受けた方などを読者に想定して作成しました。

　昨今、たいていのことはインターネットで調べられる時代になりました。統合失調症に関する情報もインターネットで簡単に検索できます。ただし、ネットは情報量が多く、ときには間違った内容も含まれることがあります。このような情報過多の時代に、情報の質を見分けるのに役立つ入門書のようなものが必要だと考えていたところ、本書の企画をいただきました。

　本書は、医療・介護・福祉分野の出版で実績のある（株）法研が、統合失調症の基本的な情報をまとめ、その内容を私が監修したものです。監修にあたり、精神医学の標準的な情報を正確に網羅することをこころがけました。また、インターネットには流れていない情報を説明することにも気を配りました。

　ところで、近年の脳科学の進歩にはめざましいものがあり、メディアにも毎日のように脳と心の新情報が流れます。たとえば、脳トレで認知症を予防するとか、オメガ脂肪酸は脳にいいので頭の回転が良くなるといった具合に、心は脳次第といった情報がマスメディアにはあふれています。そのせいか、多くの人にとって心は脳がすべてかのごとく信じられてしまいます。そして、統合失調症も脳の病気であることは間違いないので、とかく薬と脳のことに話題が集約されがちです。

しかし、脳のどこを探しても尊厳や自尊心という物質は発見できません。尊厳とは目の前の人をかけがえのない相手として丁寧に接した時、相手と自分の間に発生する共鳴現象のようなものです。気持ちを汲む、心寄せる、丹精込めるといった心の動きを脳だけで説明することは難しいのです。このことからも分かるように、心には脳でできている部分と、尊厳や自尊心のように脳以外でできている部分があるのです。本書では脳の病としての統合失調症の基本情報を網羅しました。加えて、脳以外の心が当事者の回復にとって大切である点にも触れています。

ネット時代の現代において、本書がネット情報の取捨選択の一助になれば幸いです。そして、当事者の脳と脳以外の心がバランスよく回復するためにも、本書がお役にたてればと願っております。

２０２４年８月

東京都総合医学研究所 副所長　糸川昌成

統合失調症の4つの病期

思春期から青年期に発症しやすく、回復に時間がかかることが多い統合失調症。発症後のライフプランや社会生活に復帰するためにも、病気の経過についてよく理解しておくことが大切です。

前駆期（前兆期）

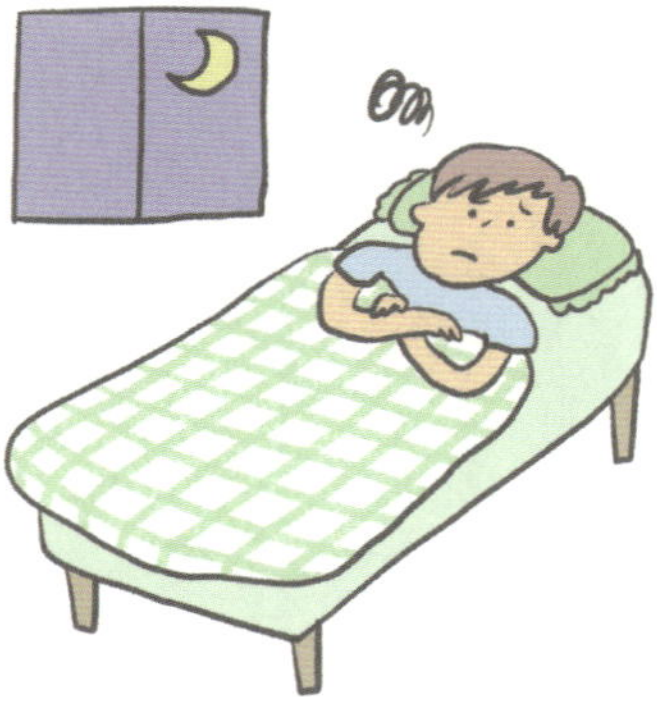

症状

- **眠れない**
- **集中できない**
- **考えがまとまらない**
- **イライラする**
- **気分が落ち込む**
- **不安感、焦燥感**　など

上記のような前触れとなる症状が現れますが、うつ病や不安障害などとの区別がつきにくく、この段階での診断は難しいことも多いです。極端に猜疑心が強くなる場合、統合失調症が強く疑われます。

急性期

症状

- **妄想**
- **幻覚**
- **興奮状態**　など

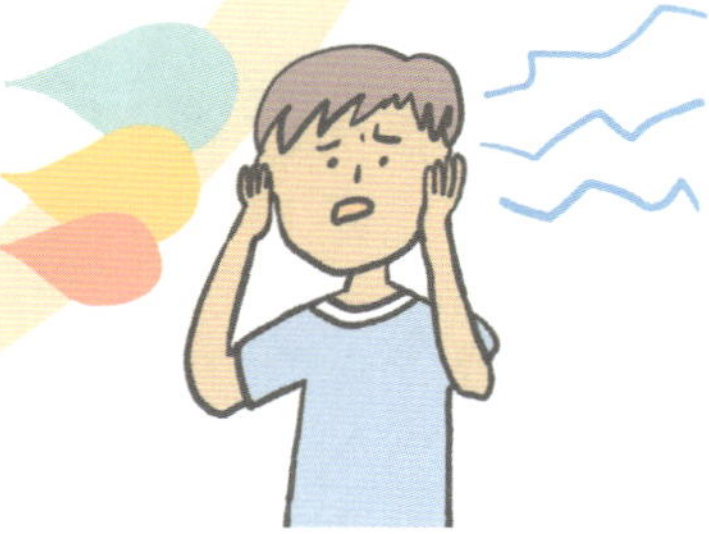

妄想や幻覚などの症状（陽性症状）が現れます。抗精神病薬などの薬を用いて、できるだけ早く症状を軽減させます。外出やテレビ、インターネットなど、さまざまな刺激が症状を悪化させることがあるので、接触を控えます。
睡眠のリズムが乱れ、昼夜逆転のライフサイクルになることも。睡眠環境を整えたり、リハビリを受けることで、さらなる症状の改善を目指します。

回復までの時間には個人差があります

発症から回復までは非常に個人差があり、10年、20年かかることもあります。また、治療を中断したり、強いストレスがあったりすると、再発や重症化することも。焦らずに治療を続け、よい状態をキープしましょう。

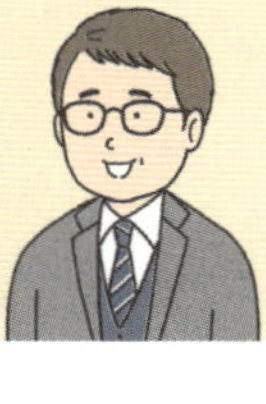

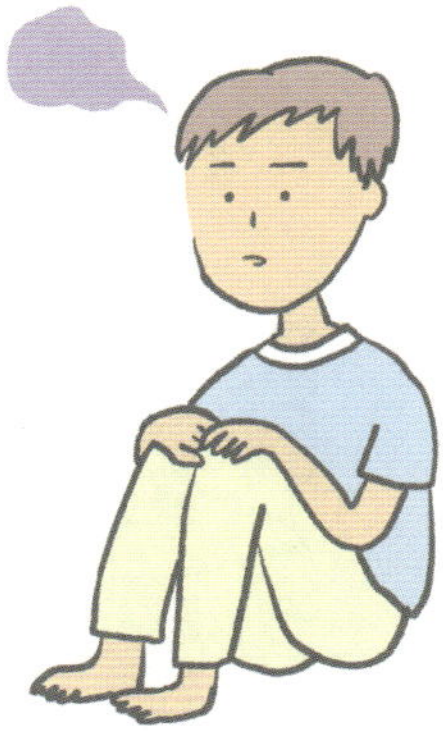

休息期（消耗期）

症状

- **感情が鈍くなる**
- **ぼんやりする**
- **倦怠感**

急性期の陽性症状のあと、徐々に上記のような陰性症状が出てきます。陽性症状がなくなり、患者さん本人も現実感を取り戻してくると、家族は「もう治ったのではないか」と思うかもしれませんが、急性期にエネルギーを激しく消耗したため、心と体を休めようとしている状態です。１日中ゴロゴロしていたり、ボーッとしたりすることが多くなりますが、ここで無理をすると、回復が遅れてしまうことも。「今は休む時期だ」ととらえ、通院や服薬を続けましょう。

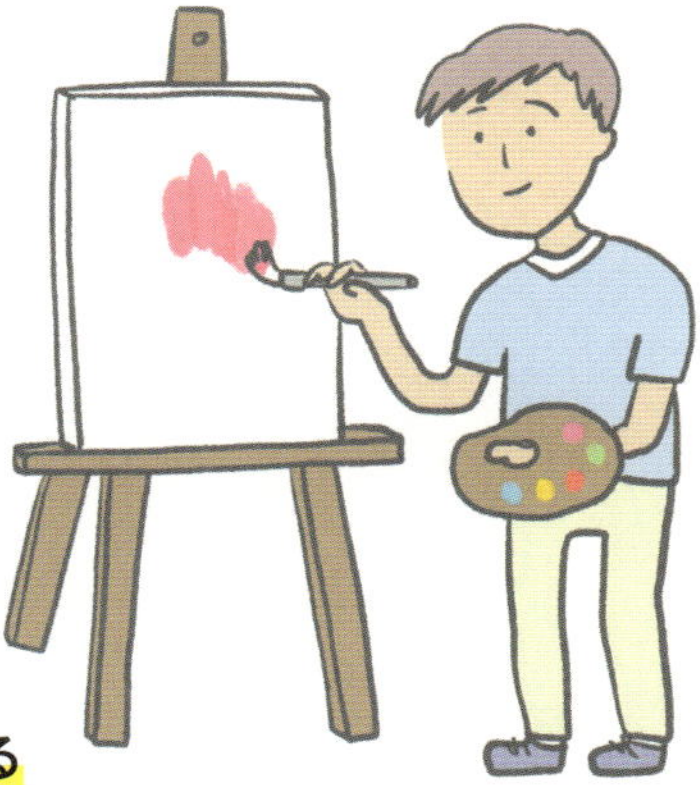

回復期（安定期）

症状

- **陰性症状は続くが、落ちついてくる**

心身のエネルギーが回復し、日常生活や社会生活を徐々に取り戻していく時期です。精神科リハビリテーションで再発を防ぐためにも、症状が落ちついていても、自己判断で通院や服薬を中止するのはNGです。精神科のリハビリテーションを受けながら、社会復帰の準備をしましょう。

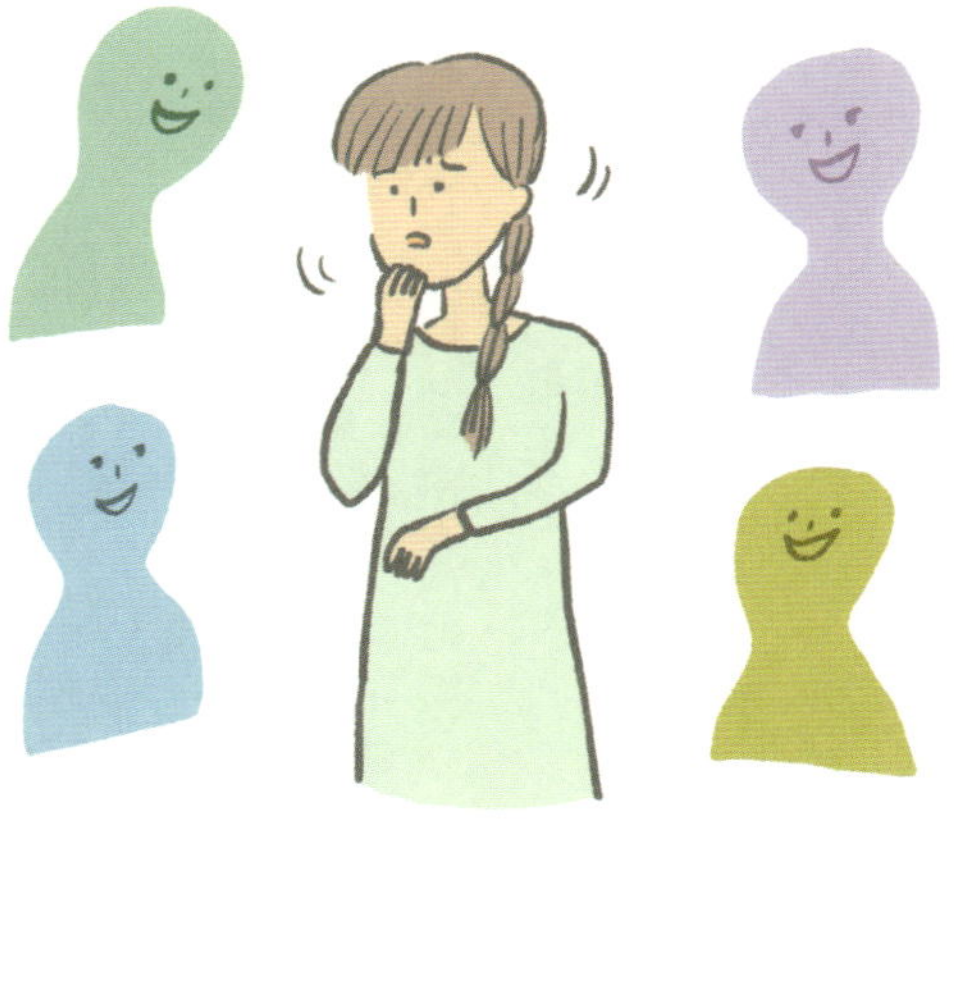

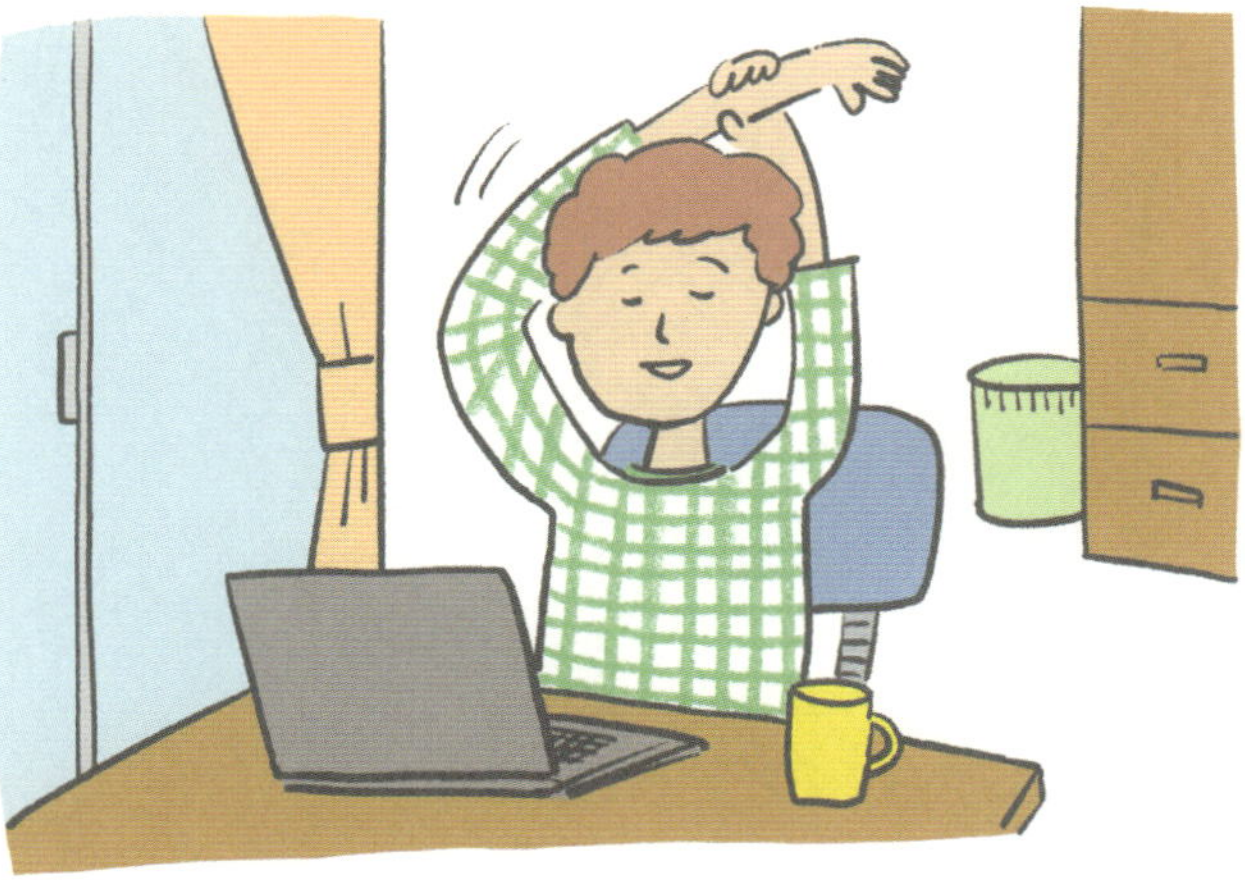

第3章 回復を目指す維持療養期 109

第4章 病気とともに生きる 141

【装丁・本文・図解デザイン】 澤田かおり（トシキ・ファーブル）
【本文イラスト】 西脇けい子 のだよしこ
【編集協力】 cocon 菅原嘉子

参考文献

ウルトラ図解　統合失調症　理解を深めて病気とともに歩む（法研）監修／糸川 昌成
「統合失調症」からの回復を早める本（法研）監修／糸川 昌成
統合失調症スペクトラムがよくわかる本（講談社）監修／糸川 昌成
科学者が脳と心をつなぐとき（地域精神保健福祉機構）著者／糸川 昌成
DSM-5-TR　精神疾患の診断・統計マニュアル（医学書院）

第1章

統合失調症の原因と症状

統合失調症は「100人に1人が発症する可能性がある」といわれる身近な病気ですが、現在はまだ多くの誤解や偏見があるのも事実です。統合失調症を正しく理解するために、病気の全体像の理解を深めましょう。

統合失調症とはどんな病気なのか

考えや感情を「まとめる」ことができなくなる病気

統合失調症は、脳の働きに障害が現れる、精神疾患*の一つです。

私たちはふだん、まわりからさまざまな情報や刺激を受けることで、無意識のうちに自分なりの考えや感情を頭の中にいくつも生み出しています。そんなとりとめのない考えや感情をまとめる（統合する）ことで、その時々にふさわしい言動や、「やりたい」と思った行動をとっています。

統合失調症は、この「まとめる」働きがうまく機能しなくなる病気です。そのため、まわりからの情報や刺激を脳で正しく認識できず、幻覚や妄想が生じたり、その場にふさわしい思考や行動ができなくなったりします。

統合失調症は、脳波や身体的な検査では異常がみられない病気であることから、原因が特定できておらず、発病の仕組みについても十分に解明できてはいません。しかし、脳における神経伝達物質の機能の変調や、心理的な問題、環境などが複雑に絡み合って、発症に関与しているのではないかと考えられています。

原因の不明確さや、目立つ症状だけが注目されることもあり、統合失調症には「治らない病気」「一生入院し続けなければならない」といったネガティブなイメージがつきまといます。しかし、統合失調症は早期に適切な治療に取り組めば、症状の軽減・回復が可能な病気です。また、薬物療法をはじめとして治療法が進歩したことから、さまざまな症状をコントロールできるようになり、多くの患者さんが時間をかけながらも社会復帰を果たしています。

用語解説

精神疾患　精神活動を営むうえでなんらかの困難が生じ、その困難が症状や行動の変化として現れ、精神科医療による治療や支援が必要になるもの。

脳の機能障害で症状が出る

脳になんらかのトラブルが起こることで、幻覚や妄想、意欲の低下などが起こります。

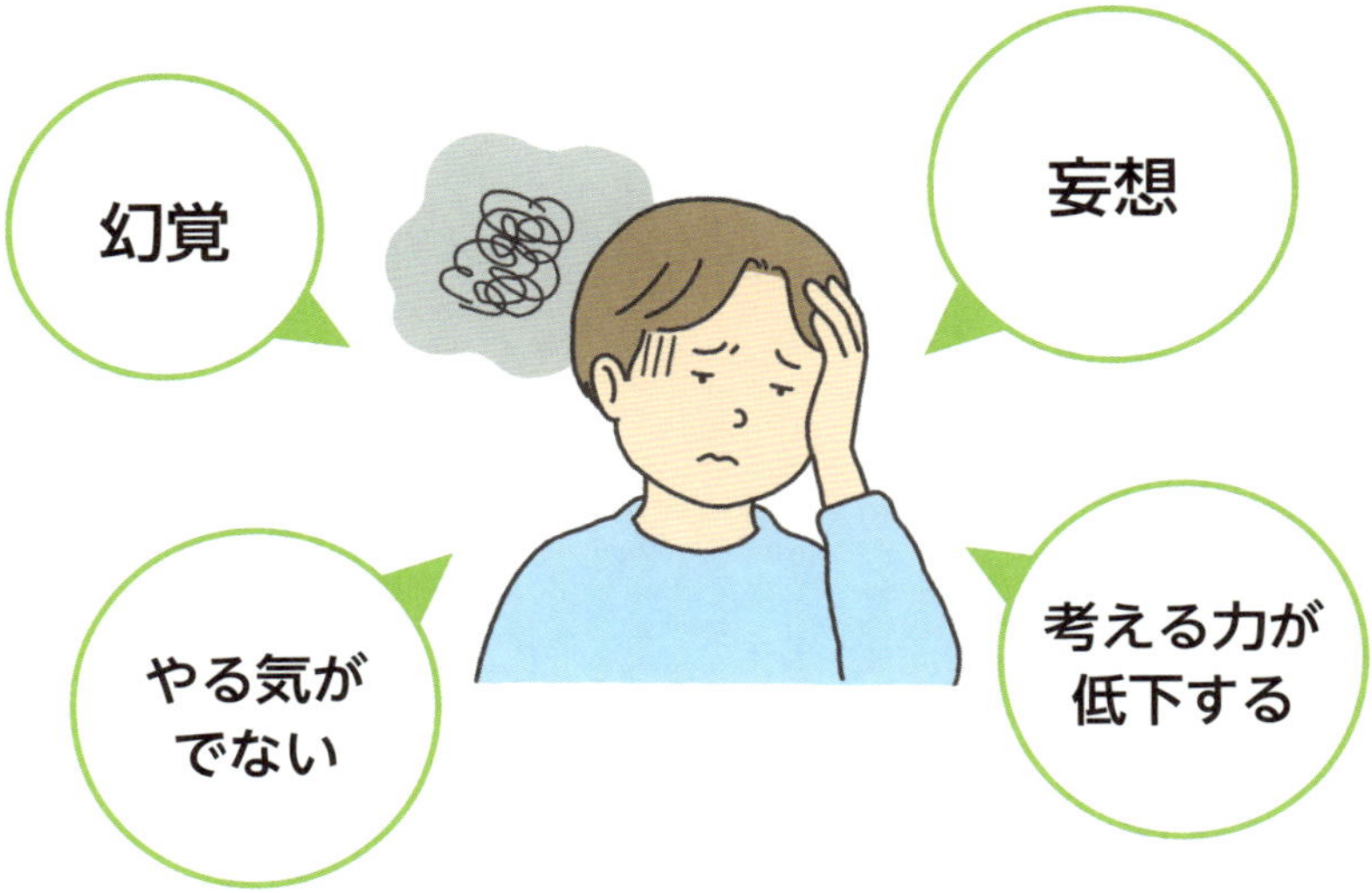
幻覚
妄想
やる気がでない
考える力が低下する

精神疾患とは

精神疾患は脳の働きの変化により心理的問題が生じ、感情や行動に影響が出てくる病気です。心理的問題といっても、性格や気持ちの問題ではありません。心を司っている脳の働きをととのえるために、薬物やリハビリなどで脳の治療を行います。

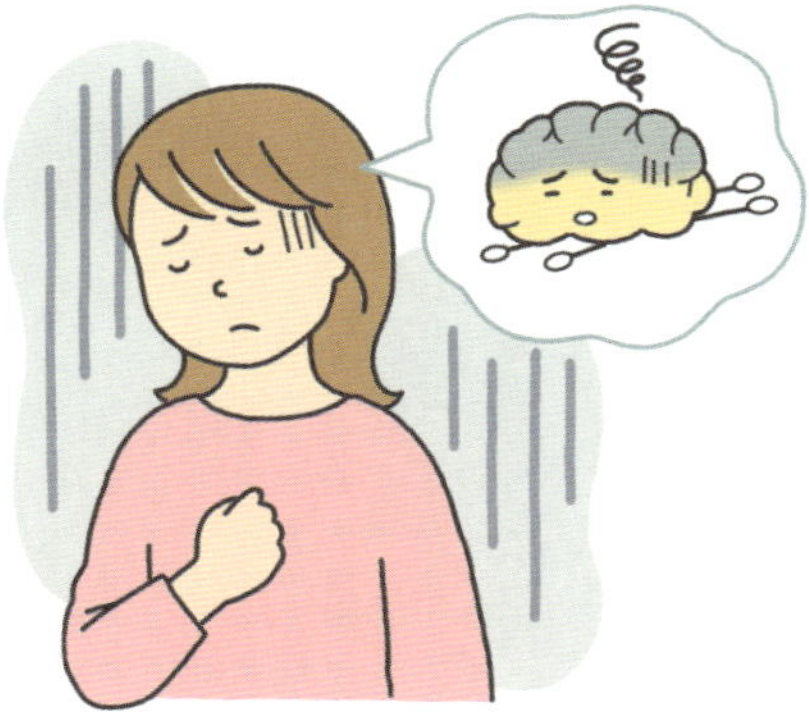

若年層での発症が多い

統合失調症は、若年層での発症が多い病気です。10代後半から30代にかけて、つまり思春期から青年期にかけての発症がもっとも多く、全体の70～80%を占めています。なかには、発症した時点では未受診で、時間がたって中年期あるいは老年期になってから受診し発覚することもあります。

発症のピークは20歳前後で、平均では男性で27歳、女性では30歳とされており、これは男女ともに、進学や就職、結婚・出産などの出来事と重なる時期といえます。これらの人生の節目ともいえる「ライフイベント」の多くは、環境の変化を伴います。環境の変化は大きなストレスにもつながり、そしてストレスは統合失調症と大きな関係があると考えられています。

統合失調症の病状によっては、仕事や勉強などの思考力や集中力を必要とする作業が困難になり、これまでできていたことさえも手につかなくなることがあります。こういった症状が、社会性が育まれる若年期に現れることで、その後の日常生活や社会生活に影響を及ぼすことも少なくありません。

統合失調症は、「100人に1人がかかる病気」といわれる身近な病気です。このことが多くの人に知られるようになり、徐々に統合失調症の理解が広まりました。その一方で、「どんな時代・環境においても、100人に1人は発症してしまう病気」「遺伝的になってしまう病気」といった誤解を生むことにもなりました。

WHO（世界保健機関）の調査研究などによると、統合失調症の発症率は国や地域によって4倍近くの開きがあります。つまり統合失調症は、年ごとにインフルエンザの発症人数が異なったり、塩分摂取量の多い地域には高血圧の人が多かったりするのと同様に、環境の影響を受ける病気であるといえます。

発症は10代後半〜30代

思春期から青年期にかけての発症が多く、男性のほうが発症年齢が比較的早いといわれています。

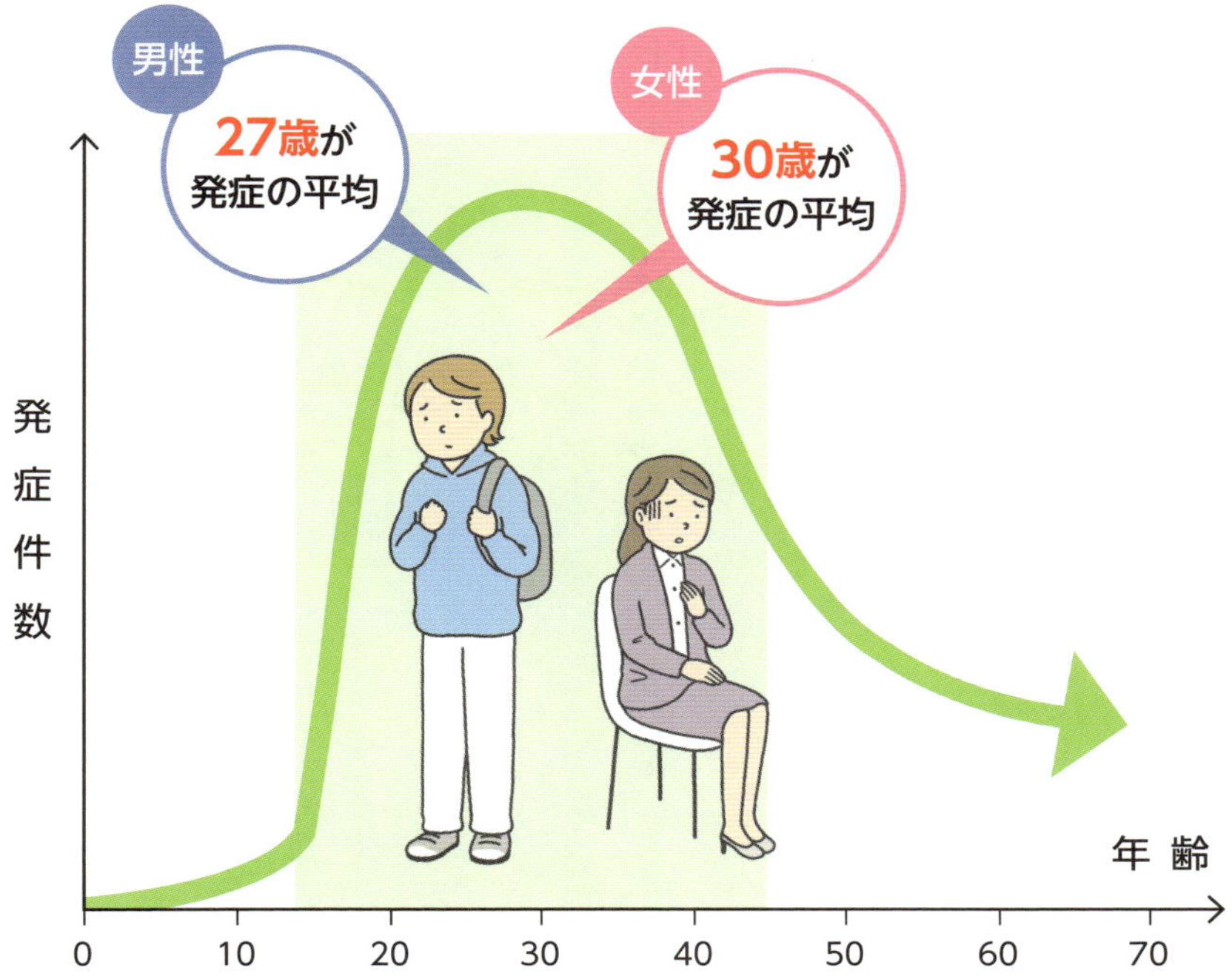

発症のきっかけはさまざま

受験、就職などのプレッシャー、家族や友人などの人間関係の悩み、入学や転居などの環境の変化等、過度なストレスが発症のきっかけとなることがある。

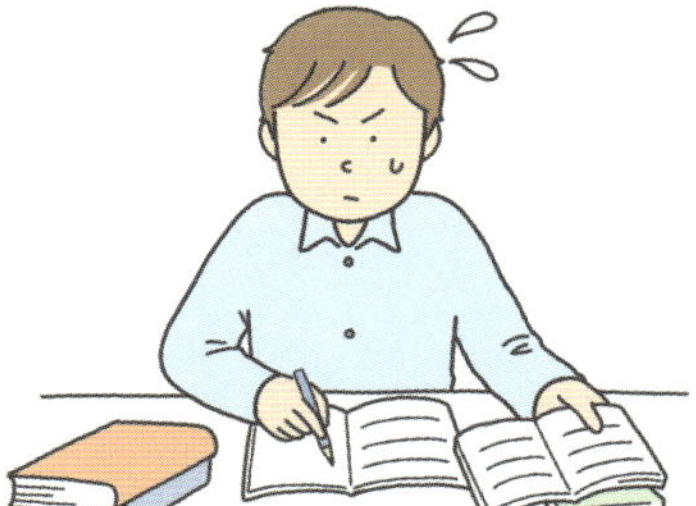

脳の働きが心を司る

前頭葉の変調で「思考」に障害が起こる

統合失調症の患者さんは、自分の悪口を言うような幻聴が聞こえ続けていたり、不安を煽るような妄想を信じ続けていたりします。そんな患者さんの様子をみると、「まるで人が変わったようだ」と思えてしまうかもしれません。しかし統合失調症は、その人そのものが変わってしまう病気ではありません。14ページで説明したように、脳の神経伝達物質*の機能の変調により、人が変わったかのような言動をとるようになっているのです。

また、統合失調症は「思考」にかかわる障害が生じやすい病気です。思考とは、目や耳などの感覚器でまわりから情報を得ると、脳の中でこれまでの経験や知識を組み合わせながら、判断や推理を行うことです。たとえば、急に空が暗くなったのを目で感じ取ると、脳の中では「雲が来たから暗くなった」「暗くなると雨が降る」「雨が降ると濡れる」など、いくつもの経験や知識を組み合わせる思考を行い、「傘が必要だな」「洗濯物を干してあったかな？」「今日は早く帰ろう」といった考えを生み出したり、それに従った行動をとろうとしたりします。

このような思考を担っているのは、大脳皮質の広範な領域と大脳《だいのう》基《き》底核《ていかく》や小脳などです。そして、その思考にもとづいた意思決定を担っているのが、前頭葉です。統合失調症では、前頭葉に変調が起こると考えられており、意思決定がうまくできなかったり、思考の内容に支障を来したりするようになります。また、大脳の側面にある側頭葉には、記憶や聴覚情報を処理する中枢があることから、統合失調症においては、ここに異変が生じると記憶障害や幻聴がみられるようになります。

用語解説　**神経伝達物質**　脳の神経細胞が情報を伝達するために放出する物質のこと。ドーパミンやセロトニン、アセチルコリンなどがある。

知っておきたい脳の構造と働き

思考や感情などの精神活動は、脳でコントロールされています。

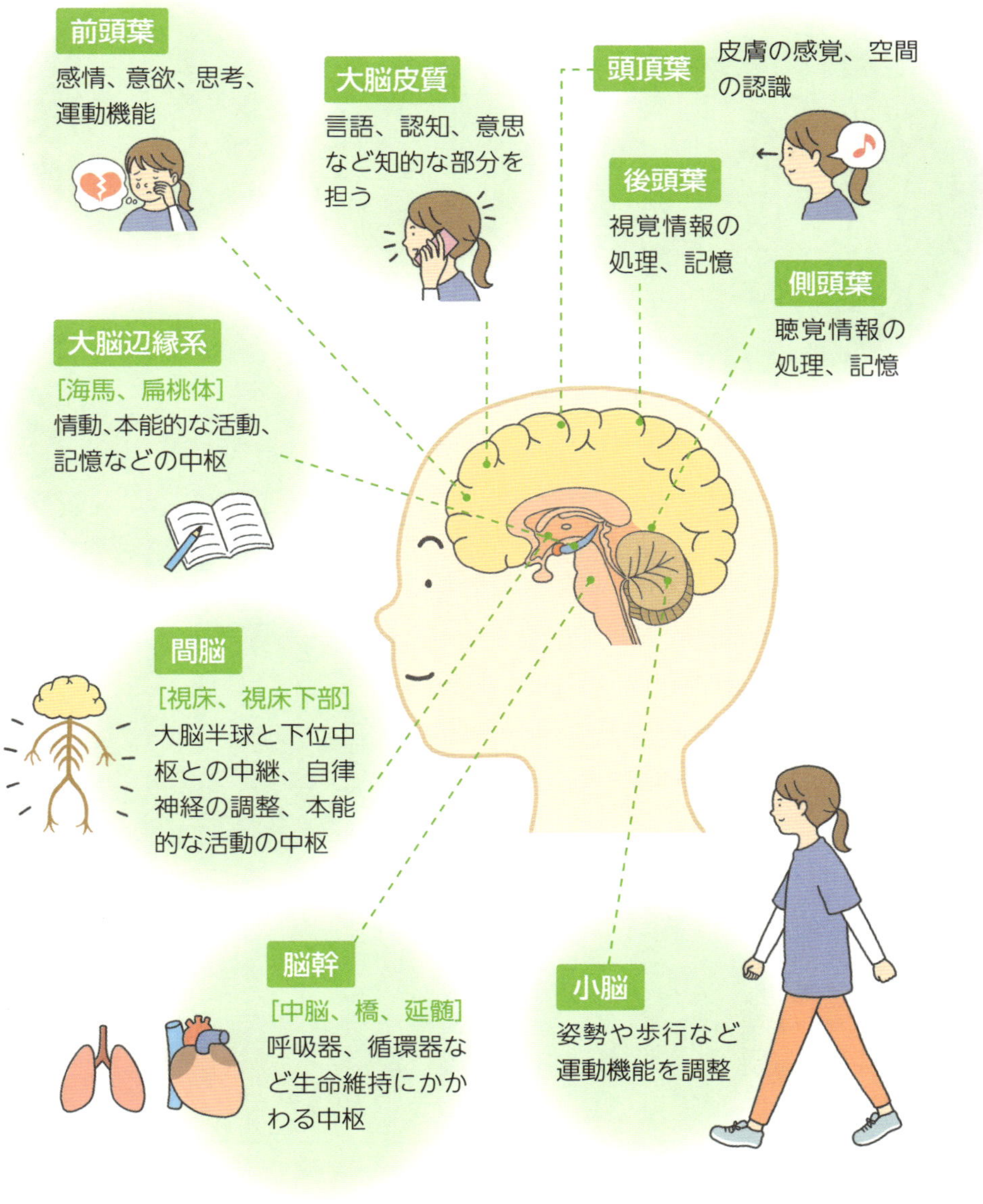

統合失調症はどうして発症するのか

複数の要因が絡み合って発症する

14ページで説明したように、統合失調症の根本的な原因は特定できておらず、発症の仕組みも十分には明らかになっていません。しかし、脳における神経伝達物質の機能の変調が、発症にかかわっていることが明らかになっています。また、ストレスに対してのもろさ（脆弱性《ぜいじゃくせい》）や、胎児期・幼児期の環境、さまざまな出来事への遭遇などが、統合失調症を引き起こしやすくさせていると考えられています。

ただし、これらの要素が、単独で統合失調症を引き起こしているわけではありません。ここであげたようないくつかの要因が複雑に絡み合って、発病につながると考えられています。

たとえば、統合失調症の発症には、ストレスが大きくかかわっているとされています。しかし、同じようなストレスを抱えた人がすべて統合失調症を発症するかといえば、そうではありません。ストレス以外の要因がいくつも重なることで、統合失調症の発症を招きやすくなると考えられています。

また、「統合失調症は遺伝する*」といわれることがありますが、遺伝子がすべて同じである一卵性双生児では、両者とも統合失調症を発症する確率は48%で、遺伝だけが統合失調症の発症を決定づけるものではないことがわかります。

生まれ育った環境なども発症にかかわるといわれていますが、統合失調症を発症した人のきょうだいなど、同じ環境で育った人がすべて統合失調症を発症するわけではないため、これも絶対的な理由ではありません。「親の育て方が悪いから発症した」などといわれることもありますが、こういった断定もできません。

用語解説

統合失調症は遺伝する　「DISCI遺伝子」「NOTCH4遺伝子」「ニューレグリン-1遺伝子」「PRODH2/DGCR6遺伝子」など統合失調症に関する遺伝子が報告されている。

発症の原因はさまざま

脳の機能障害がなぜ起こるかはわかっていません。さまざまな要因が絡み合って、発症すると考えられています。

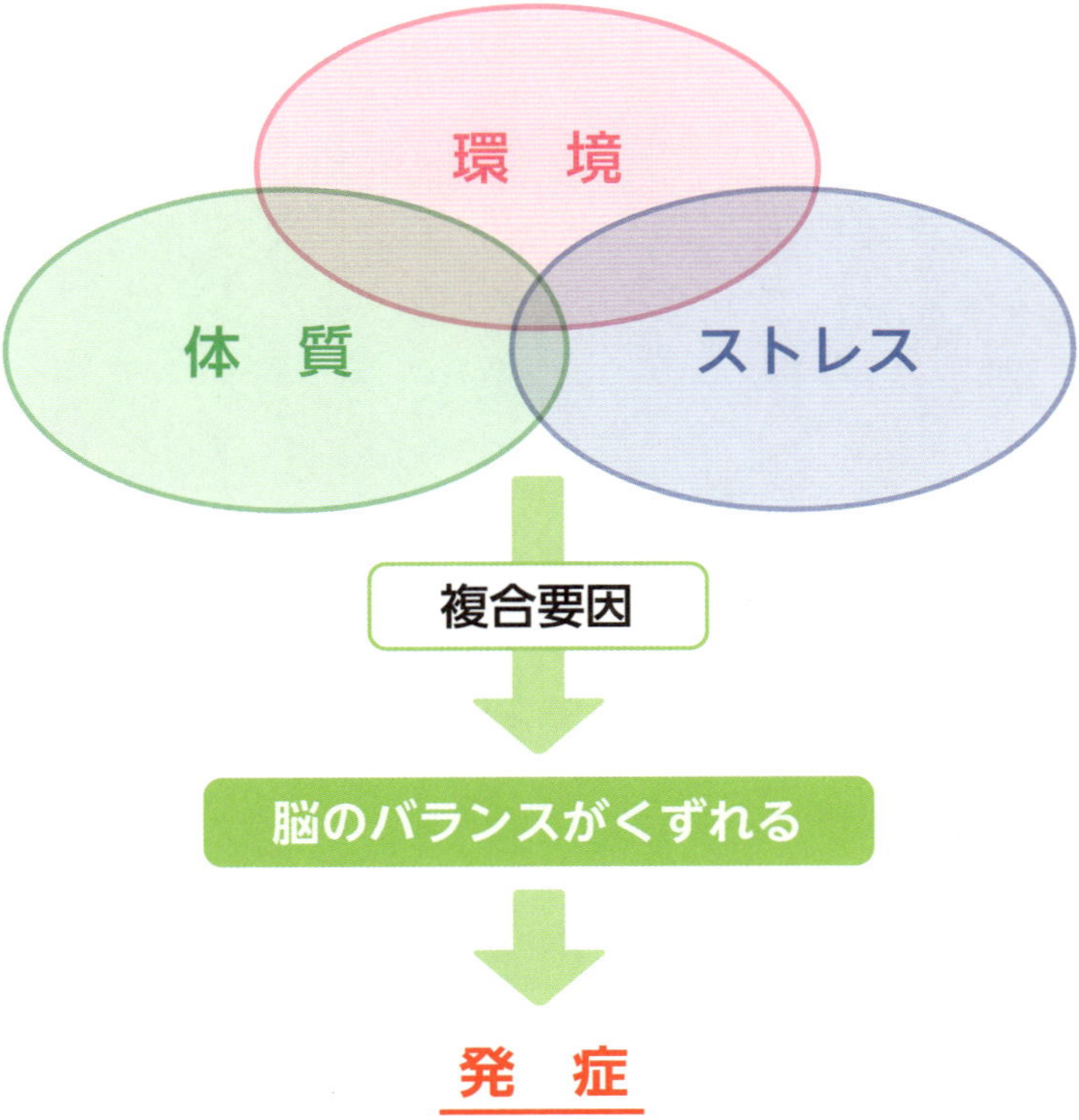

遺伝は発症の要因の一つに過ぎない

統合失調症に関する遺伝子は報告されているが、どの程度かかわっているかははっきりしていない。遺伝子が同じである一卵性双生児が２人とも統合失調症を発症する確率は48％、二卵性双生児だと17％、統合失調症の親から生まれた子どもが発症する確率は13％で、遺伝がすべてではないことを証明している。

ドーパミンの過剰な働きとの関係

統合失調症の発症には、脳における神経伝達物質の働きがかかわっていると考える説があります。

脳の中には、1千数百億個ともいわれる神経細胞が存在しています。この神経細胞が、思考や感情といった情報を互いに伝え合うことで、脳は機能します。そして、神経細胞と神経細胞の間で情報を伝えているのが、神経伝達物質です。神経細胞同士はぴったりくっついているわけではなく、わずかなすき間（間隙《かんげき》）があり、情報を伝達する際には、神経伝達物質をそのすき間に放出します。すると、隣の神経細胞がそれを受け取り、今度はその神経細胞が次の神経細胞に向かって神経伝達物質を放出する……という仕組みをくり返して情報を伝達します。

神経伝達物質は、少なくとも100種類以上あると考えられており、なかでも統合失調症と関係が深いのが「ドーパミン」です。ドーパミンは、意思や感情、注意、記憶などにかかわる神経伝達物質で、気持ちを興奮・緊張させる働きをします。このドーパミンが過剰に分泌されるか、またはドーパミンに対して神経細胞の反応が過敏になると、ささいな刺激にも敏感になって異常な興奮や緊張が起こり、幻覚や妄想などをはじめとした統合失調症の「陽性症状」（P42〜51参照）を生み出すと考えられています。

なお、このドーパミンの過剰な働きについての説明だけでは、統合失調症の仕組みをすべて解き明かすことはできません。また、統合失調症の人の前頭葉では、ドーパミンの働きが低下し、それが意欲や集中力などが低下する「陰性症状」（P52〜53参照）に関連しているとも考えられています。非定型抗精神薬（P86〜87参照）の陰性症状に対する作用と効果からも、神経伝達物質の「セロトニン*」が、この前頭葉の働きにかかわっているとされているなど、統合失調症にはほかの神経伝達物質のかかわりも示唆されています。

用語解説 セロトニン　神経伝達物質の一つで、精神を安定させ、気分を落ちつかせる作用がある。

ドーパミンと統合失調症の関係

脳内では、神経細胞がネットワークをつくり、思考や感情などの情報を伝達しています。情報伝達に重要な役割を果たしているのが「神経伝達物質」。なかでも統合失調症にはドーパミンが関連しているといわれています。

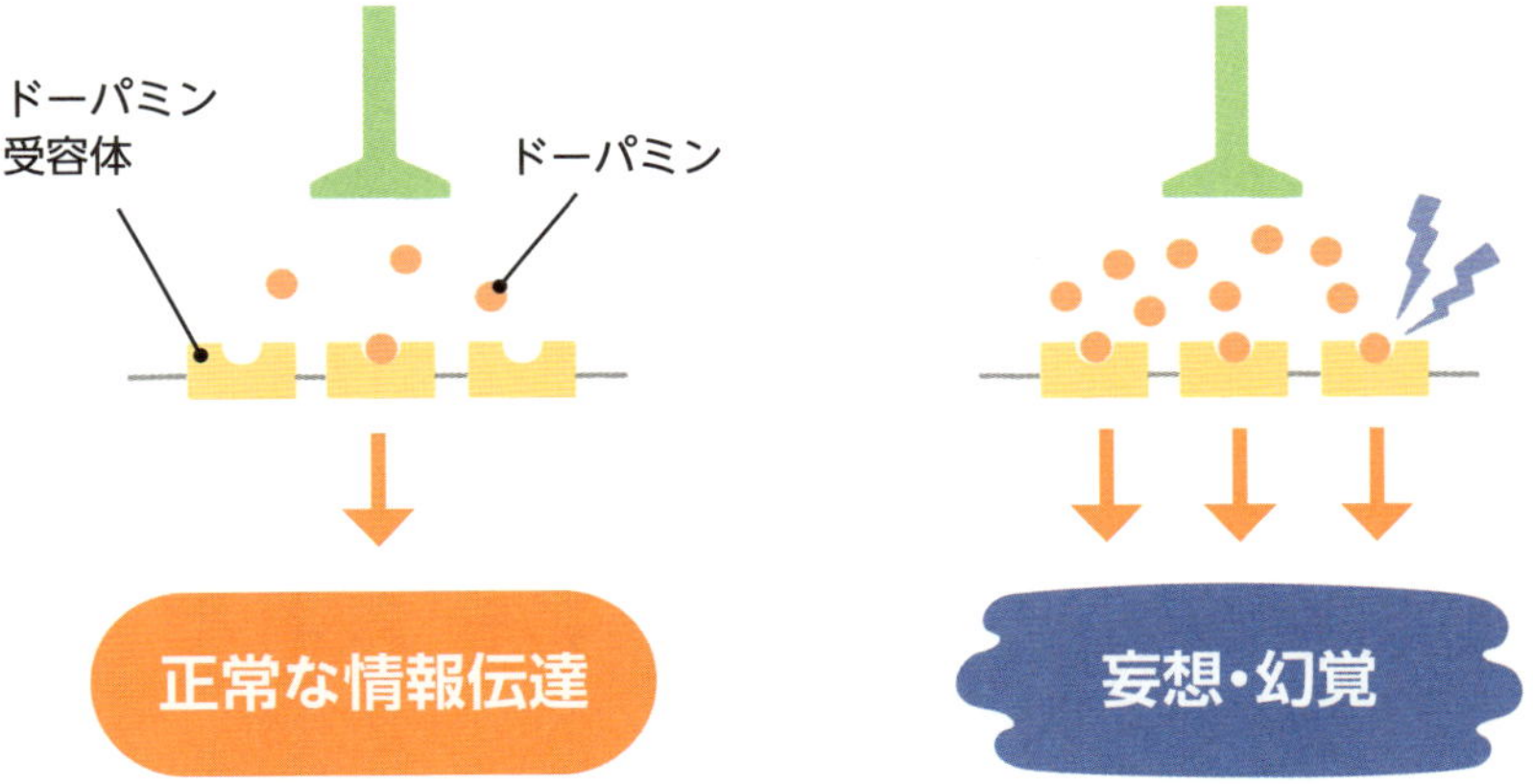

ドーパミンは、意志や感情、注意、記憶などにかかわっている。平常値のときは正常に情報伝達が行われるが、なんらかの原因でドーパミンが過剰になると、幻覚や妄想を誘発すると考えられている。

ドーパミンと症状の関係

中脳辺縁系でドーパミンが過剰に放出されると陽性症状（幻覚や妄想）が、中脳皮質系でドーパミンの伝達が低下すると陰性症状（意欲の低下、感覚鈍麻）や認知機能障害が引き起こされるといわれている。

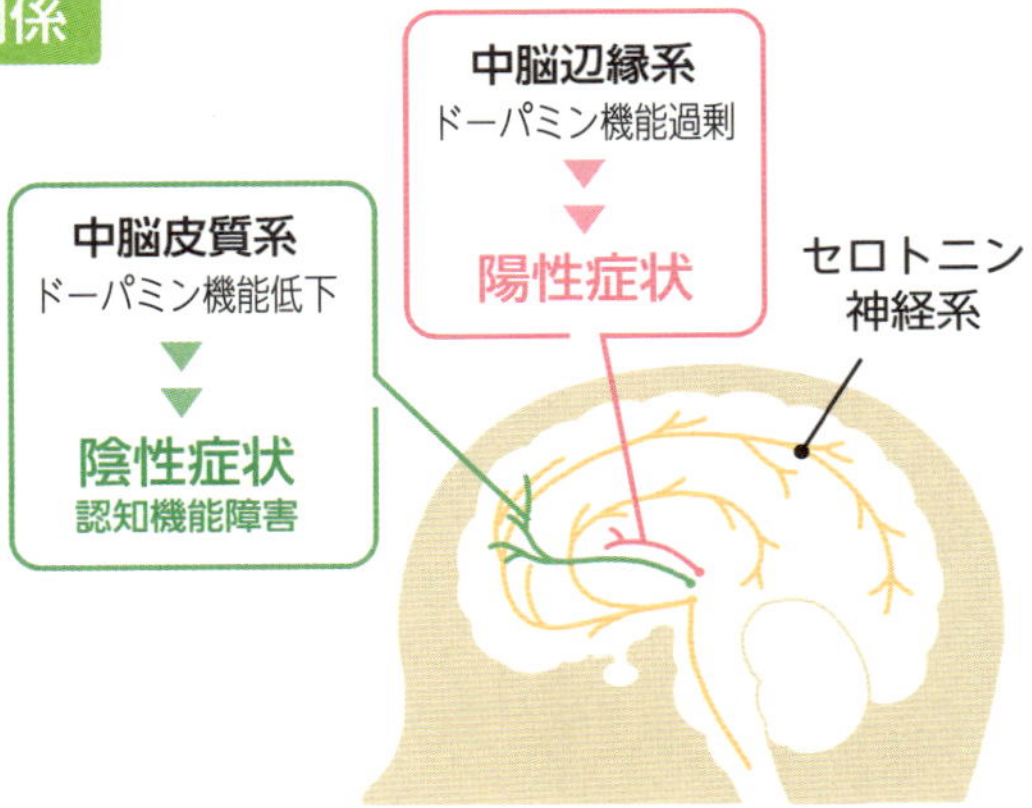

ストレスへの「脆弱性」が発症にかかわる

統合失調症の発症には、脳の神経伝達物質の変調がかかわり、この変調には、いくつかの原因が考えられ、その一つがストレスです。

統合失調症を発症しやすい10代後半〜30代は、受験や進学、就職、結婚・出産と、個々人のライフイベントが多い時期です。ライフイベント自体はもちろん、ライフイベントに伴って環境の変化が起こることが大きなストレスとなり、統合失調症の発症になんらかの影響を与えると考えられています。

しかし、どんなにストレスを感じていたとしても、すべての人が統合失調症を発症するわけではないことから、ストレスに対する脆弱性がかかわっていると考えられます。

「脆弱性」ときくと、「心が弱いせいで統合失調症になるのだろうか?」と思うかもしれませんが、実際はそうではありません。ストレスを水、ストレスを受け止める力をコップにたとえると、コップの容量が大きければ、大量の水でも問題なく受け止められます。しかし、コップの容量が少ないと、わずかな水でもあふれてしまいます。また、コップが小さくても、水を放出できる蛇口(ストレス発散法)があればあふれません。つまりコップの大きさや対応性=ストレスに対処する力が、統合失調症の発症にもかかわっているといえます。

ストレスへの脆弱性は、生まれもった素質や、発達段階のさまざまな経験、環境などで決まると考えられていますが、十分には明らかになっていません。

なお、このような「本人のもつ体質的な能力による発症」という仕組みは、統合失調症に限ったものではありません。体質的に糖尿病になりやすい人が、体に負担をかけるような食生活などを続けることで、糖尿病を発病してしまうのと同じです。つまり、統合失調症も「なりやすさ」という面では、一般的な病気と同じような傾向をもつといえます。

ストレスに対処できるかどうか

以下は、水＝ストレス、コップ＝ストレスをためられる量、蛇口＝ストレス対処能力として、ストレスと統合失調症の関係を図にしたものです。

コップが大きい
ストレスをたくさんためこめる

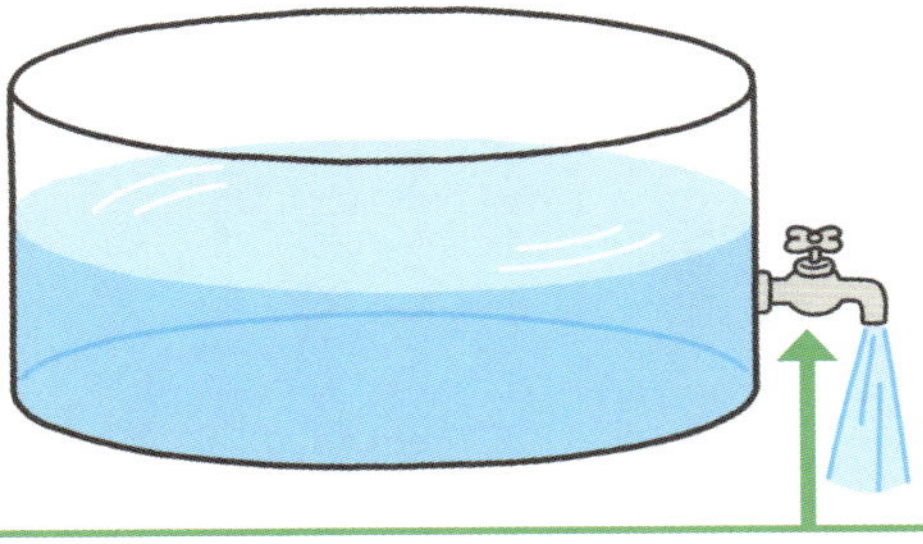

蛇口が機能する
ストレスを発散することができるので、ためこまない

統合失調症を発症しやすい人はコップが小さい
ストレスをためこめる量が少ないので、あふれやすい（脆弱性）

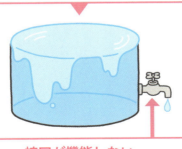

蛇口が機能しない
ストレスを発散できないので、ためこんでしまう

国立精神・神経医療研究センター 精神保健研究所 地域・司法精神医療研究部：訪問支援で使える統合失調症情報提供ガイド（家族心理教育編），2019，p.10 落合慈之監修，秋山剛ほか編：精神神経疾患ビジュアルブック．学研メディカル秀潤社，東京，2015，pp.180-188より作成

胎児期～思春期の環境が影響する

統合失調症を引き起こすとされる、脳の神経伝達物質の機能の変調には、環境も影響していると考えられています。

まず、胎児の頃の環境として、母親になんらかの感染症への感染や中毒、栄養障害があったことや、妊娠中に飲酒・喫煙をしていたことが、統合失調症の発症にかかわっている可能性が示唆されています。また、出産時に難産であった割合が高く、低体重で出生した頻度が一般よりもわずかに高いといわれています。

これらの胎児期・出生時の環境は、胎児の脳の発達になんらかの影響を及ぼすのではないかとされています。さらに統合失調症は、冬から春にかけて生まれた人の発症が多いことが知られており、冬期はウイルス性の感染症が流行しやすいことから、母親がなんらかのウイルスに感染することで、胎児の脳にも影響が及び、のちに統合失調症の発症に関係するのではないかと推測されています。

幼児期や思春期において、家族をはじめとした周囲の環境も発症にかかわるものとされています。しかし、家族による虐待などの極端な例は別として、育て方や親子関係が必ずしも発症に影響するものではありません。

また、理由は不明ですが、都会育ちの人の罹患率が高いことも報告されています。

患者さんのご家族は、「育て方が悪かったのではないか」と、自らを責めてしまうことがあります。しかし、統合失調症の発症の原因は特定できないことが多く、家族内で責任を押し付け合うようなことがあっては、かえって回復の妨げにもなります。

もし、家庭内で原因が見つかったとしても、過去に戻ってそれを取り除くことは不可能です。まずは患者さん本人の病状を把握し、正しい治療を行うことに力を注ぐようにしましょう。

統合失調症の環境からの影響

遺伝やストレスだけでなく、環境の影響もあると考えられています。

① 胎児期

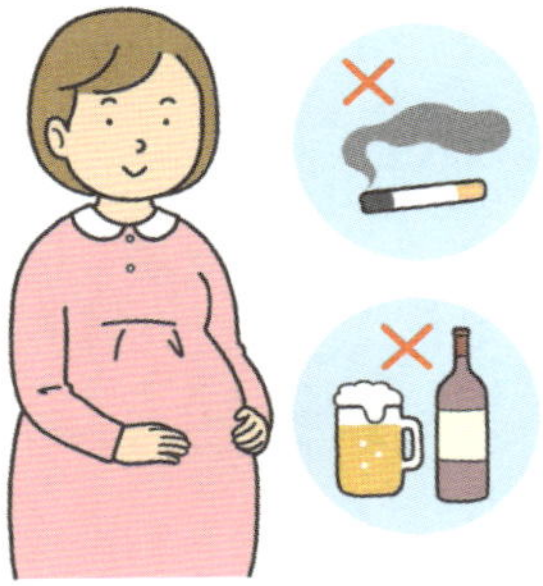

母体のウイルス感染、低栄養、飲酒、喫煙など

② 出生時

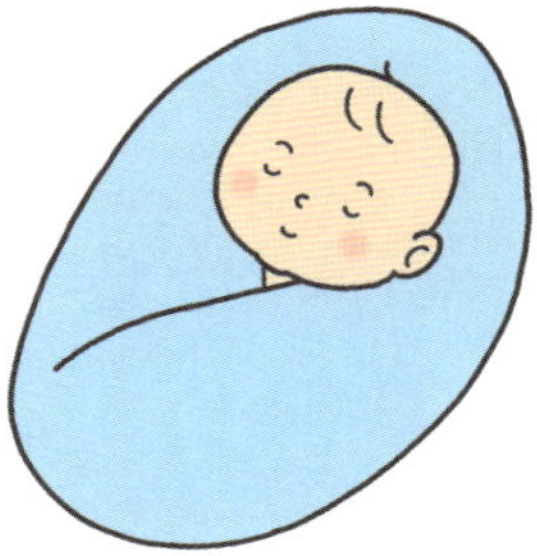

難産、低体重など

③ 幼児・思春期

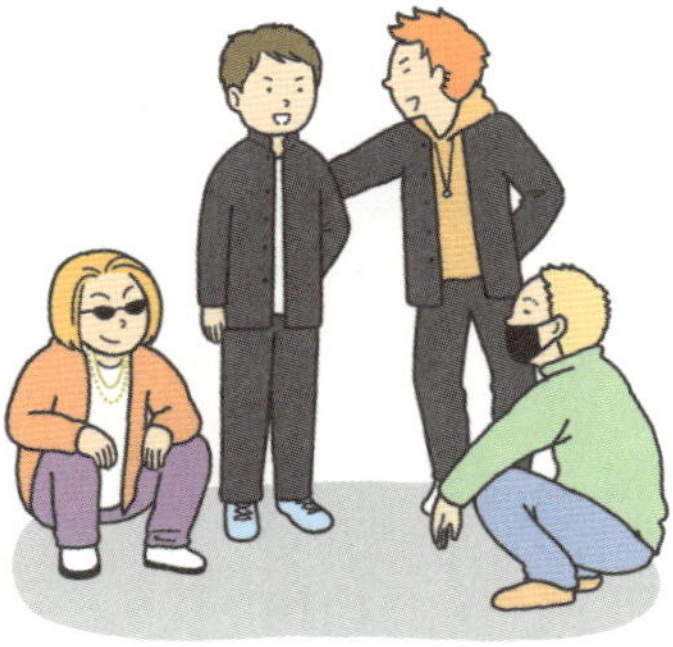

アルコール、大麻、覚醒剤の乱用、喫煙など

④ 生まれ育った場所

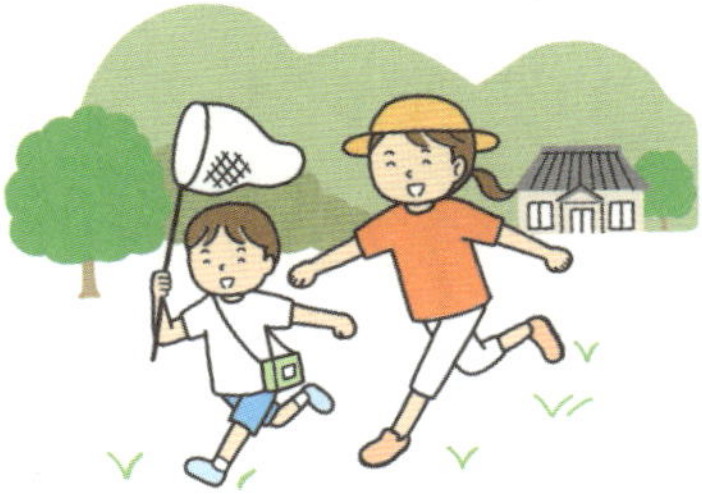

都市部で生まれ育った人は、地方で生まれ育った人に比べて発症率が高いという報告がある（理由は不明）

統合失調症の経過

前駆期（前兆期）～急性期

感染症や生活習慣病などの一般的な病気は、原因と症状が明確である「疾患」です。しかし統合失調症は、共通するさまざまな症状の集合体である「症候群」です。ここでは、それらの症状が、統合失調症を発症してから回復し、予後に至るまで、どのように現れるかを確認しておきましょう。

統合失調症の経過には個人差があるものの、大きく「前駆期（前兆期）」「急性期」「休息期（消耗期）」「回復期（安定期）」に分けられます。

まず、発症の前触れのような症状が現れるのが、前駆期です。前駆期は発症の数年前から始まると考えられ、不眠や食欲不振、不安、焦り、緊張、抑うつ*気分、意欲・集中力の低下などがみられます。また、昼夜逆転や引きこもりなど、生活のパターンに明らかな変化がみられることもあります。

一方でこのような症状は、疲労やストレスでも起こり得る症状で、うつ病などのほかの精神疾患の症状とも重なります。そのため、症状だけをみて、統合失調症かどうかを見極めるのは非常に困難です。

また、本人もその身に起こっている症状をうまく表現できず、家族も「最近様子が違う」としか表現できないものです。しかし、この前駆期の段階で医療機関を受診することで、発症の防止や早期発見・治療につなげることができます。

前駆期から急性期に移行すると、幻覚や妄想、興奮などの「陽性症状」（P42～51参照）が強く現れます。不安や恐怖、切迫感、疑い深さなどが強くなるため、周囲との良好な関係を維持するのが難しくなり、家庭生活や社会生活にも支障を来し始めます。

用語解説

抑うつ　気分が落ち込むこと。何をする気にもなれず、意欲、活動性が低下したり、不眠や食欲不振などさまざまな症状が出ることもある。

経過と活動性

統合失調症には４つの経過があり、それぞれ活動性が異なります。

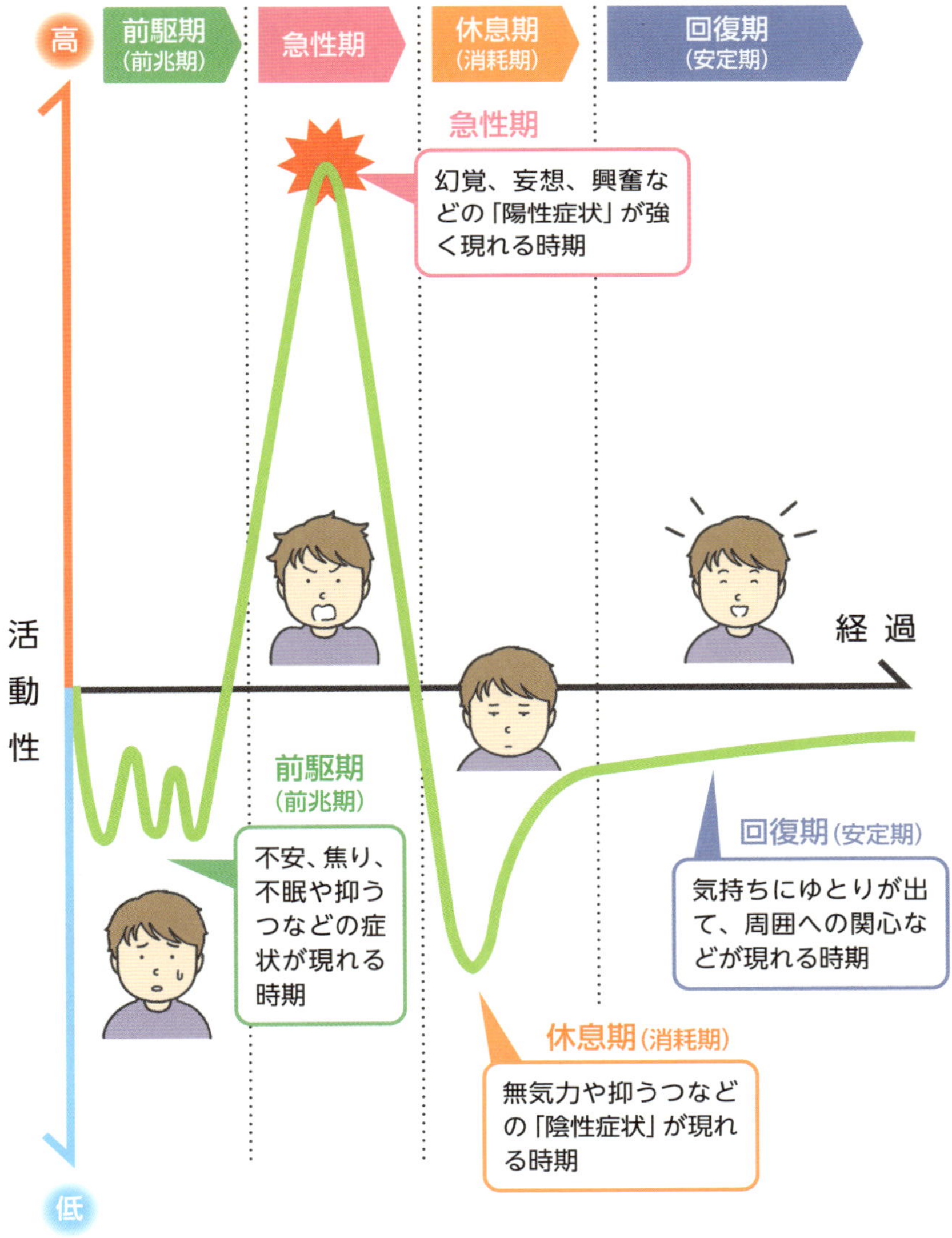

休息期（消耗期）〜回復期（安定期）

急性期が1〜2ヵ月ほど続き、陽性症状が落ちついてくると、休息期（消耗期）に入ります。激しい症状の急性期に続いて起こるため、心身ともにエネルギーを消耗しつくし、脳の活性も低くなります。急に元気がなくなり、無気力さや抑うつ、倦怠感などの「陰性症状」（P52〜53参照）が出てくるようになります。まわりのことや身だしなみにも無関心になり、人付き合いをせずに引きこもりがちになります。休息期には、睡眠時間が長くなり、一日中ゴロゴロすることもあります。まわりの人には、「だらしない」「怠けている」と見えてしまうかもしれませんが、睡眠や休息は疲れ切った心身を休めるのには必要不可欠であり、この時期は眠れること、ダラダラできることが回復の兆しともいえます。

休息期は数ヵ月続き、その間に適切な治療を続けながら休息をとったのちに、回復期（安定期）へと向かいます。回復期には、心身のエネルギーが徐々に回復し、安定感を取り戻していきます。周囲への関心も回復し、意欲も出てきて、活動の範囲が広がります。この時期には、徐々に生活リズムを整え、リハビリなどに参加しながら、社会復帰をめざします。

ただし、陰性症状が続き、認知機能障害（P54参照）が現れやすい時期でもあるため、治療の継続が必要です。つまり、この時期もまだ回復途中ですので、「しゃきっとしなさい」といった叱咤激励や、「まだ元に戻れないの？」と回復をせかすような言葉は本人には重荷になり、苦しめる結果になってしまいます。

安定期は通常、数ヵ月〜数年単位で続き、適切な治療を続けることで、半数ほどが発症前の状態にまで回復するとされています。一方で、回復期あるいは回復後に再発をくり返したり、陰性症状や認知機能障害が慢性化したりすることもあります。

病期と特徴

４つの病期で現れる症状はそれぞれ異なります。それぞれ月や年単位で経過するので、焦らずじっくり治療することが大切です。

前駆期（前兆期）

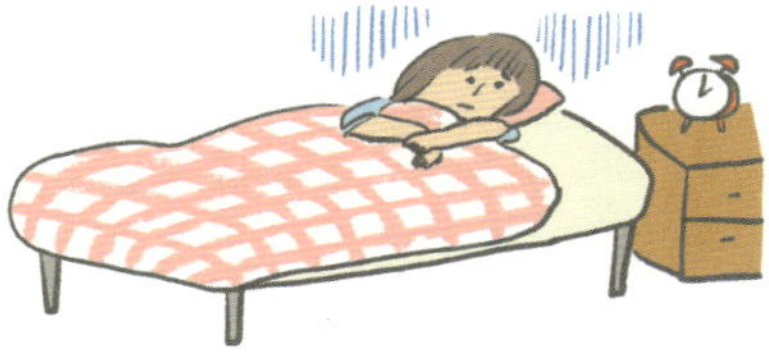

不安や焦り、抑うつなどの「精神症状」や、食欲不振、不眠などの「身体症状」がみられる。症状があるすべての人が統合失調症になるわけでなく、移行するのは２割程度といわれている

急性期

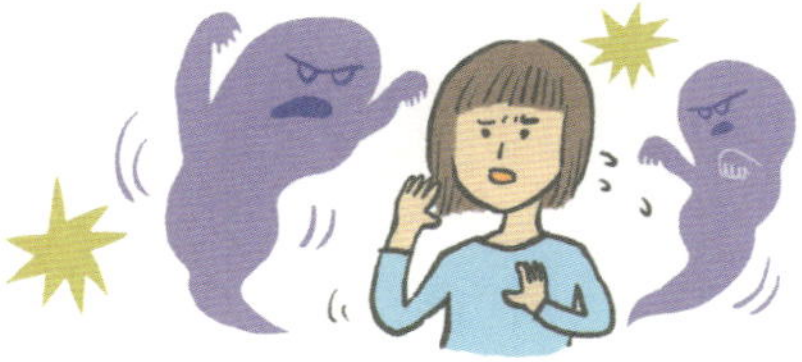

幻覚や妄想などの症状が現れる。統合失調症であると自分で認識していないことが多い

休息期（消耗期）

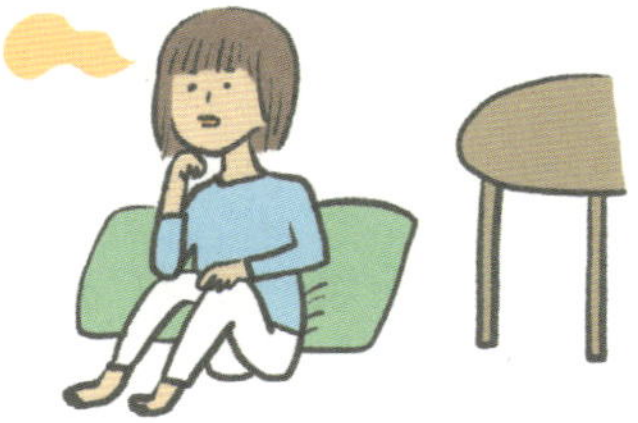

現実感が少しずつ戻ってくるが、感情の起伏が平坦になったり、思考力が低下したりする

回復期（安定期）

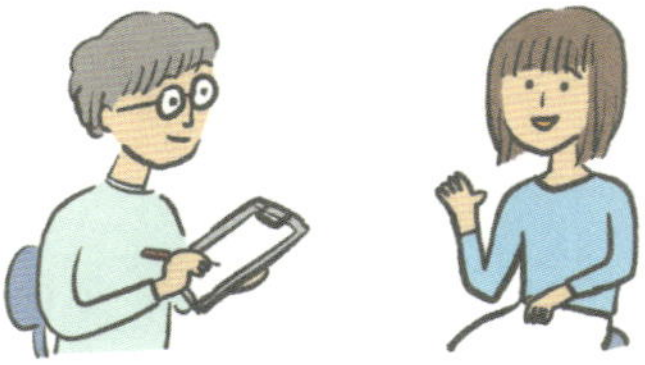

安定感が出てくるが、陰性症状や認知機能障害が現れやすい。治療と同時にリハビリテーションや社会技能訓練などで社会復帰を目指す

再発をくり返すことがある

治療の中断とストレスが主な原因

統合失調症は、「ようやく調子がよくなってきた」というときに、再発が起こりやすい病気です。再発は、さまざまな症状が再出現するだけでなく、仕事や学業などの社会活動への参加が減り、回復を遅らせてしまうことにつながります。さらに、再発をくり返すことで、患者さん本人や家族の希望を失わせてしまうこともあります。

再発の大きな原因は主に二つで、一つは治療の中断です。数年にわたる治療のなかで、「なぜ薬を飲まなくてはならないのか」と思ったり、幻覚や妄想の「薬を飲むな」という命令に従ったりすることがあります。また、症状が治まってくると、服薬を中断したくなることもあるはずです。反対に、服薬を続けても病状が改善しない場合には、「薬のせいで回復しないのでは?」と疑い、やはり服薬を中止しようと思うこともあるでしょう。

しかし、医師へ相談することなく自己判断で服薬を中止すると、高い確率で再発してしまいます。症状の改善はもちろん、改善した状態を維持したり、再発を防いだりするためにも、服薬が必要です。

もう一つの大きな原因は、ストレスです。統合失調症の患者さんは、「変化」にとても弱い傾向があります。そのため、進学や就職、結婚といった環境が大きく変わるライフイベントや、「急に仕事が増えた」といった身近な環境の変化は、再発にも大きく影響します。たとえ回復が順調であっても、必要以上に「がんばろう」と思ったり、まわりから期待されたりすることで緊張したり、気負ってしまいやすくなり、必死になりすぎてストレスを生み出してしまうのです。

再発の原因は主に二つ

症状が落ちついてくると「治った」と思ってしまいますが、まだまだ回復途中の大切な時期です。再発を招かないよう注意しましょう。

① 治療の中断

統合失調症の治療は数年単位の長期戦。症状がおさまると「もう薬は必要ない」と思うかもしれないが、自己判断でやめると再発する可能性が高くなる。薬物療法は継続が必要。

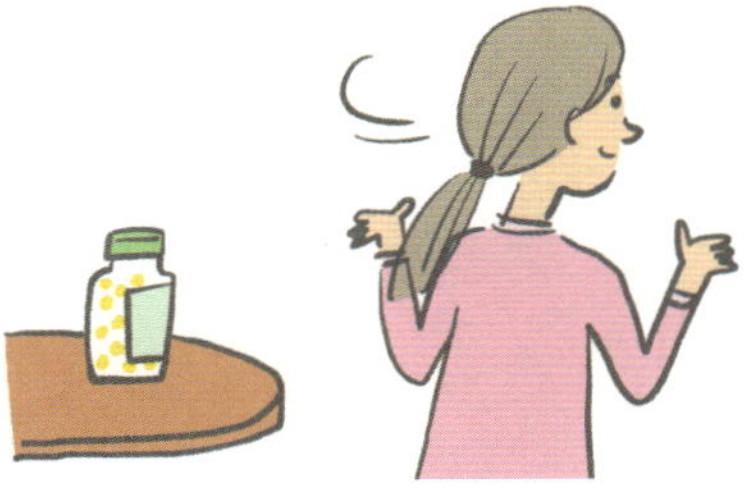

② 大きなストレス

進学や就職、結婚などの大きなライフイベントなどをきっかけに、心が不安定になり、再発することがある。薬物治療と同時に、ストレスの上手な発散法を見つけることも大切。

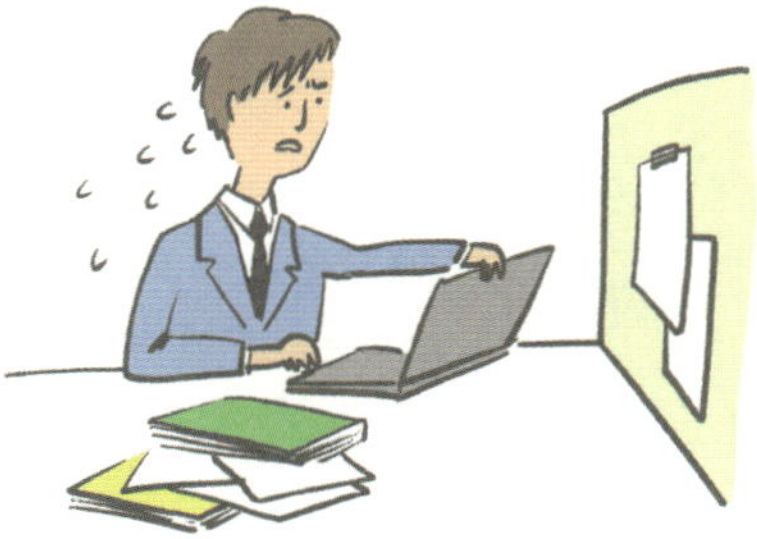

再発のサインを見逃さない

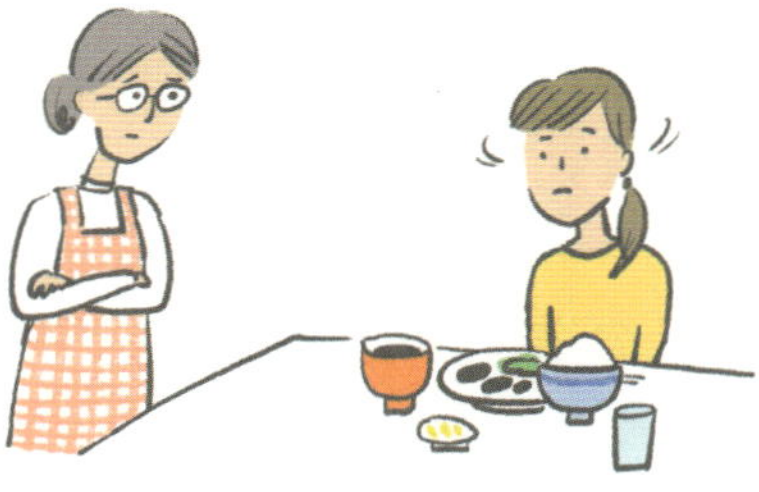

- 不眠
- 食欲不振
- 意欲の低下
- 不安
- 抑うつ

などは再発のサインです

病気への誤解や偏見をもたない

正しい知識が理解への第一歩

統合失調症は、偏見や誤解がつきまとう病気です。急性期の激しい陽性症状だけを見て、「怖い病気」「人格がおかしくなっている」と思われてしまうことも少なくありません。しかし、こういった症状は、統合失調症の症状の一面に過ぎず、適切な治療で改善することが可能なのです。

また、治療が長期に渡ることがあり、「一生治らない病気」「病院で一生を終える病気」といった、「不治の病」と誤解されることもあります。

現在、統合失調症は、「治らない病気」ではなく、「コントロール可能な病気」となっています。

激しい症状が現れる急性期には、入院治療が必要なこともありますが、多くの患者さんは、日常生活のなかで病気と付き合いながら、症状をコントロールし、回復を目指したり、社会復帰をしています。

患者さん自身やご家族も、統合失調症に対する偏見・誤解をもっていることがあります。幻覚や妄想を伴う病気が、自分自身や自分の家族に起こるとは予想もしていない人がほとんどです。病気をなかなか受け入れられなかったり、戸惑ったりしてしまうのも自然なことです。他者からの偏見のまなざしを避けようと、病気のことを隠したり、受診させなかったりすることも少なくありません。

こういった患者さん本人やご家族の反応は、現在の統合失調症への情報不足を考えれば当たり前のことで、過去に誤解、偏見を抱いていたとしてもしかたありません。大切なのは、「これから」です。

時間をかけながらでも、統合失調症についての正しい知識を身につけ、適切な治療や対処をしていきましょう。

誤解・偏見をなくし、正しい知識を

誤解や偏見から適切な治療が受けられないケースもあります。正しい知識をもつことが大切です。

×	○
□ 人格が崩壊する □ 何をするかわからない □ 怖い、危険	□ 適切な治療により、その人らしさを取り戻せる □ 支離滅裂さ、攻撃性、暴力性などが見られたとしても、あくまでも症状の一つ

×	○
□ 不治の病	□ 適切な治療を受ければ、十分に克服できる

×	○
□ 一生、病院から出られない	□ 多くは入院せず、日常生活を送りながら治療できる

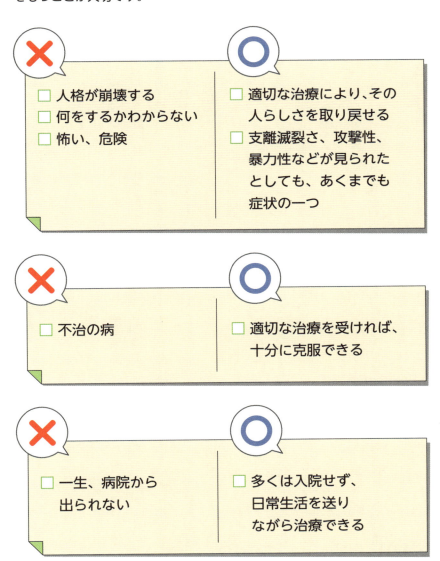

「病識」をもちにくいのが特徴

幻覚や妄想は本人にとっては現実

自分がなんらかの病気を抱えていると認識することを「病識」といいます。たとえば、熱っぽくて体がだるいときに、「私は風邪をひいているのだ」と、自分の病気を認識するのが病識です。病識があれば、病院を受診するなどの対処をとることができますが、「いや、風邪ではない。気のせいだ」と病識がないままでいると、何の対処もすることなく、風邪をこじらせてしまうこともあります。

統合失調症は、患者さんが病識をもちにくいのが特徴です。ほかの病気において病識をもちにくい場合には、その病気に対して過剰なマイナスイメージがあり、「病気だと認めたくない」という心理が原因となることがあります。

しかし、統合失調症では、病気そのものの症状のせいで病識をもてません。統合失調症の典型的な症状である幻覚や妄想は、患者さん本人にとっては幻ではなく、現実であり事実であるため、幻覚や妄想をそうだと認識できません。さらに、「おかしいのは自分ではなく、まわりの人々のほうだ」と思っているため、「統合失調症である」という客観的な事実も「おかしい」と思ってしまうのです。そして、この病識をもてないという特徴が、早期の治療開始や治療の継続を難しくする要因にもなっています。

「自分は精神病である」と認めることは、「自分の心にはおかしなところがある」と認めることにほかならず、本人にとってはとてもつらく、耐えがたいことであり、自分が社会から切り離されたような気持ちにもなるものです。このような気持ちを、理解することが大切です。

病気だと認識できないのはなぜ？

幻覚や妄想や、本人にとっては現実に起こっていることなので、その症状が病気だとは思いません。

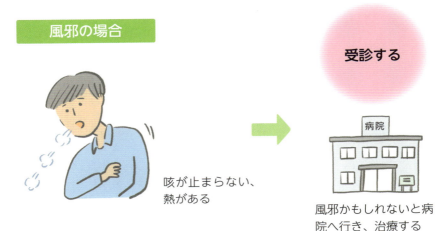

風邪の場合

咳が止まらない、
熱がある

受診する

風邪かもしれないと病院へ行き、治療する

統合失調症の場合

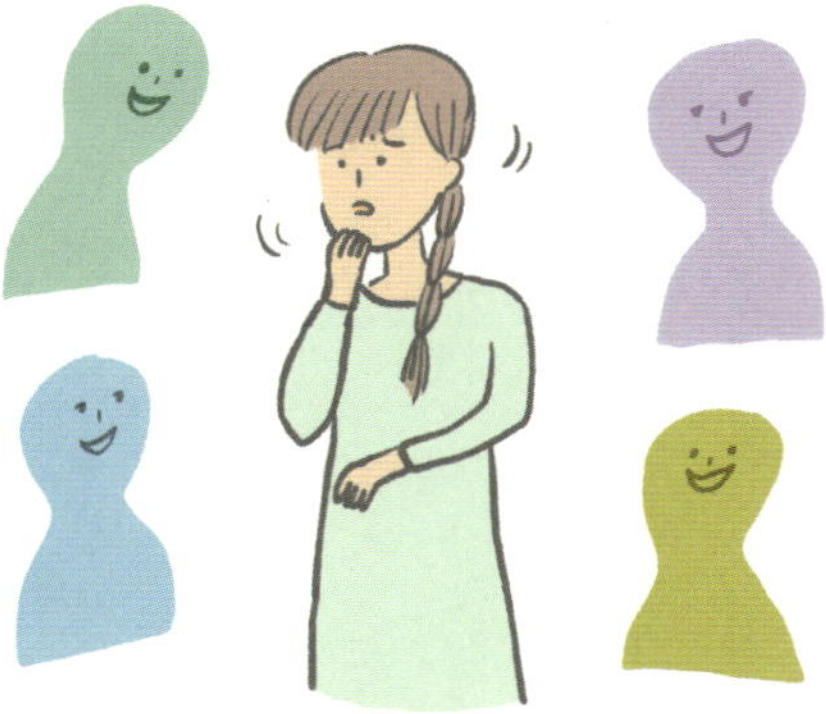

周囲の人が自分を見て笑っているように感じる。本人にとっては現実のことなので、病気だと思わない

受診しようとは思わない

病気だと思っていないため、治療ができない

前触れとして現れる「前駆症状」

統合失調症の発症前には、前触れのような「前駆症状（初期症状）」と呼ばれる症状がみられます。この症状の現れ方には個人差があるものの、多くみられるのは「不眠」「集中力の低下」「気分の落ち込み」「不安感・焦燥感」です。この時点では、本人にはつらさや不快感といった自覚はあるものの、「疲れているせいだ」「ストレスを解消すればよくなるだろう」などと考えてしまうことが多く、統合失調症の初期症状としてとらえることは、本人にもご家族にも難しいものです。

こういった内面の変化は、日常生活や行動にも現れるようになります。たとえば、仕事や学業がうまくいかなくなり、成績の低下やミスの増加がみられるようになります。また、理由もなく落ち込んだ気分になったり、不安感を抱いたりするようになり、「もやもやする」と感じるようにもなります。不眠から昼夜逆転の生活になり、身だしなみに気をつかわず、外出を拒否して部屋に閉じこもりがちになることもあります。

これらの前駆症状には、統合失調症特有のものがいくつか存在します。その一つが、「極端に猜疑心《さいぎしん》が強くなる」です。「まわりの人が自分を陥れようとしている」「監視されている」などと、疑念を抱いているというよりも、確信に満ちた言い方で訴えるようになります。また、「ひとり言を言う」「奇妙な言い方をする」「会話が支離滅裂になる」なども、統合失調症が強く疑われる症状です。

このような症状が出たときには、病気のせいなのか、それとも疲労などのせいなのかを区別することは難しいものです。しかし、急に性格が変わってしまったように見える場合には、すみやかに医療機関を受診することが勧められます。本人の来院が難しい場合は、家族だけでも受診できます。

病気のサインは前駆症状として現れる

本人が感じる内面的な変化

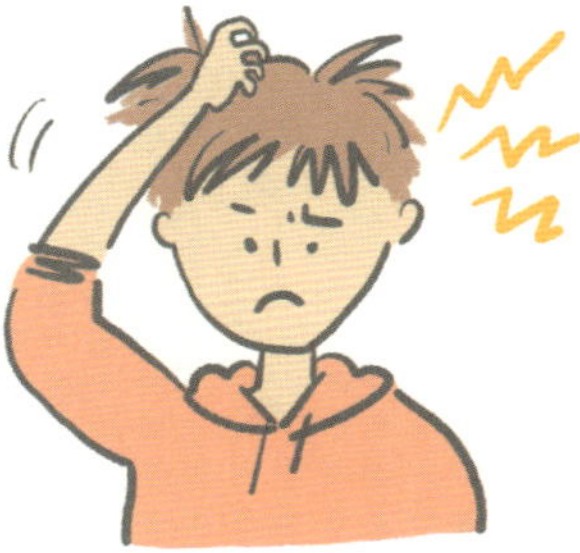

- 眠れない
- 集中できない
- 考えがまとまらない
- イライラする
- 気分が落ち込む
- なんとなく不安である
- 焦りがある
- 現実感がない
- 物音や光が異常に気になる
- 見張られている、命を狙われている、浮気をされているなどの被害妄想
- 頭痛、胃痛、めまい、動悸、吐き気、食欲低下などの体調不良

家族や周囲の人が感じる行動面の変化

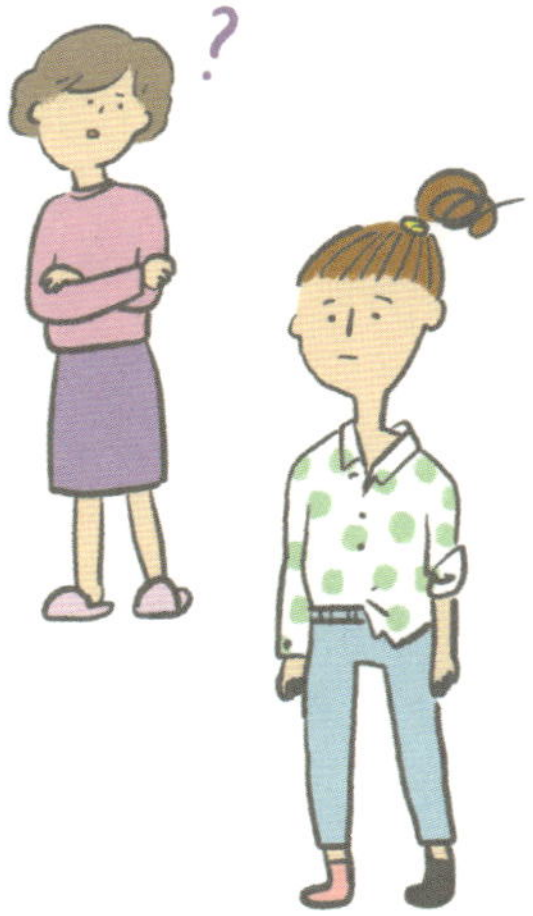

- 夜、寝ていない
- 生活サイクルが昼夜逆転している
- 学校や仕事の成績が急激に悪化する
- 学校や仕事を休みがちになる
- 着替えない、顔を洗わない、歯を磨かないなど、身だしなみに気をつかわなくなる
- 部屋が散らかる
- 長時間ぼんやりしている
- 口数が減る
- 部屋にひきこもる
- 人間関係が急激に悪化する
- 怒りっぽくなる、攻撃的・暴力的になる
- ひとり言やひとり笑いをする
- 確信的に被害妄想を訴える
- 奇妙な話し方をしたり、奇異な行動をとる
- 話が支離滅裂になる

3つの基本的な症状

発症後の症状

統合失調症で生じるさまざまな症状は、「陽性症状」「陰性症状」「認知機能障害」の3つに大きく分けられています。

まず陽性症状は、急性期の中心的な症状です。「陽性」とは、ふだんみられないような精神状態が現れることを指し、陽性症状には幻覚や妄想をはじめとして、支離滅裂な話をすることや奇異な行動、暴力および攻撃的な行動などが含まれます。これらの症状は、22ページで説明したように、脳の中の神経伝達物質の変調によって生じるもので、その現れ方には個人差があります。また、服薬によって比較的コントロールしやすい症状でもあります。

陰性症状は、休息期（消耗期）以降にみられます。「陰性」とは、「陽性」と反対に、本来みられる精神活動が失われたかのような精神状態のことです。陰性症状では、感情の平板化や意欲・自主性の低下、引きこもりなどが生じます。陽性症状とは異なり、陰性症状は薬物療法では改善が難しく、重症化したり、数年単位で長引いてしまったりすることが少なくありません。そのため、薬物療法とともに、「作業療法」「SST（社会生活技能訓練）」などを導入し、生活面や対人関係のリハビリを行います。また、陰性症状から回復するには、家族など周囲の人たちのサポートも欠かせません。

認知機能障害は、記憶力や思考力、判断力、理解力といった知的な能力である「認知機能」が低下します。忘れっぽくなったり、得意だった料理をつくれなくなったりと、日常生活や社会活動に困難をもたらします。こちらも陰性症状と同様に、薬物療法や作業療法、SSTなどで、回復を目指します。

基本的な３つの症状と現れる時期

発症後には大きく分けて３つの症状が現れます。それぞれの症状に特徴があります。

	現れる時期	おもな症状
陽性症状	**主に急性期**	幻覚、妄想、支離滅裂な会話、奇異な行動、興奮、昏迷、暴力性や攻撃性など 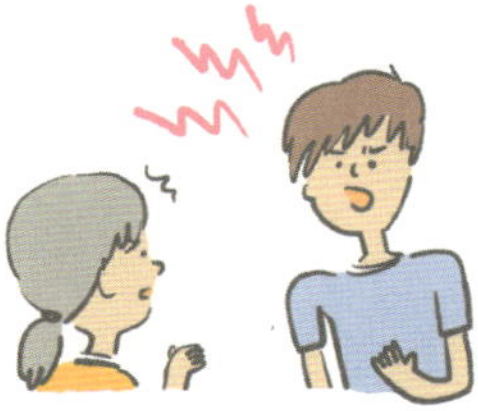
陰性症状	**主に休息期（消耗期）～回復期（安定期）**	感情の平板化、意欲や自主性の低下、集中力や持続力の低下、引きこもりがちになるなど 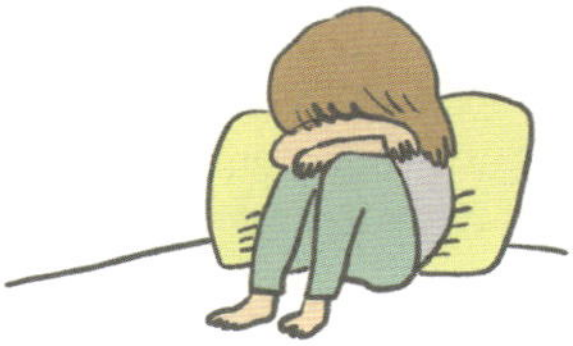
認知機能障害	**前駆期（前兆期）～回復期（安定期）** 陰性症状が改善したあとも持続することが多い	記憶力、思考力、判断力、理解力、問題解決能力などの知的な能力の低下 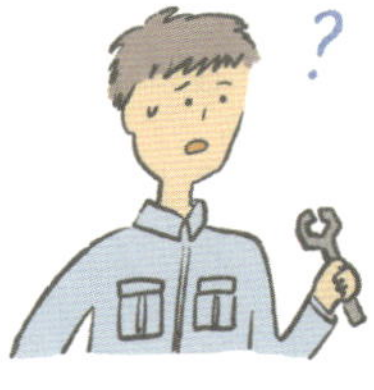

急性期の「陽性症状」

実際にはない知覚が生じる「幻覚」

私たちはふだん、感覚器（目、耳、鼻、口、皮膚など）で外側からの情報を刺激として受け止め、それによって脳でさまざまなことを考え、感情を生み出し、行動をします。これを「知覚」といいます。たとえば、後ろから声が聞こえた場合、その声が感覚器である耳を刺激し、脳へと伝わります。そこで「声が聞こえた」と認識し、「誰の声だろう？」と考えたり、思わず振り向いたりするのが、知覚の現れです。しかし、統合失調症になると、感覚器への刺激がないにもかかわらず、知覚が働いてしまうことがあります。これが幻覚です。幻覚は五感（視覚・聴覚・嗅覚・味覚・触覚）に対応して生じます。そのなかで、もっとも症状として現れやすいのが「幻聴」です。

幻聴は、聞こえていないはずの声が聞こえてくることが多く、その内容のほとんどが自分への悪口や批判、からかいであるとされています。また、病状が重いときほどはっきり聞こえる傾向があります。周囲からは、「幻の声に過ぎない」と思えるものも、本人には実際の声として聞こえていることが、研究でも明らかになっています。そのため、緊張や不安にさいなまれているうえに、まわりに否定されると、「わかってもらえない」と孤独感を抱くようになります。幻聴のなかには、「〇〇しろ」「〇〇するな」と命令する「命令性幻聴」があります。これには、「食べるな」「眠るな」といった、本人の行動を抑制するものもあれば、「電車に飛び込め」「あいつをナイフで刺せ」といった、自他への危害を命令するものもあります。病状が重いときには、幻聴に支配されて抵抗できなくなる可能性もあります。

幻覚の種類

急性期に現れる幻覚は陽性症状の一つです。幻覚にもさまざまな種類があります。

幻視	人物、動物、物や風景などが、目の前や頭の中、自分の背後に見える。自分の姿が見える「自己像幻視」などもある
幻聴	普通に会話しているようにはっきりと「声」が聞こえる。人によっては「テレパシー」「電波」「頭の中に受信機が埋め込まれている」という場合も
幻臭・幻味	不快な臭いや味を感じることが多いので「毒を盛られた」「毒ガスにやられた」など被害妄想と結びつきやすい
幻触・体感幻覚	「しびれる」「くすぐったい」「なでられている」「皮膚の上を虫が這っている」「体の中に寄生虫がいる」と感じる

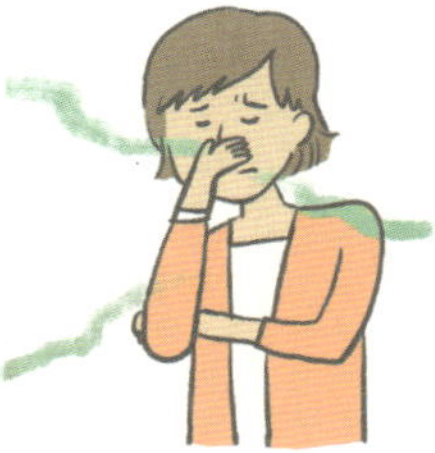

統合失調症に多くみられるのは幻聴

対話性幻聴

複数の人が自分のことを会話している声が聞こえる

例：「〇〇(自分の名前)は罪深い奴だ」
「そうだそうだ。生きている価値がない」

注釈幻声《げんせい》

自分の行動を実況中継するような声が聞こえる

例：「今、寝るところだな」「今、着替えたな」

考想化声《こうそうかせい》(思考化声)

自分の考えていることや思っていることが声になって聞こえる

例：(駅で)「前の人歩くの遅いな」
(鏡の前で)「太っているな。少しは痩せろ」

命令性幻聴

命令をしてくる声が聞こえる

例：「ビルから飛び降りろ」
「あいつは敵だから殴れ」

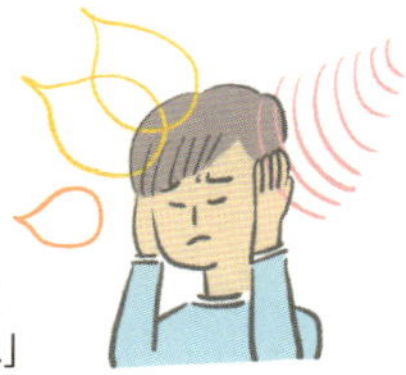

ありえないことに確信を抱く「妄想」

「妄想」は、幻覚と同様に、統合失調症の急性期の代表的な症状です。

どんなささいなことでも「自分と関係のあることだ」と思うなど、どう考えても誤っていること・現実ではあり得ないことに対し、病的に確信を抱くようになります。いわゆる「勘違い」や「思い違い」とは異なり、誰に説得されてもまったく訂正できません。

妄想にはいくつかのパターンがあり、統合失調症の患者さんによくみられるのは、「誰かが私を狙っている」などと、なんらかの被害に遭っていると思い込む「被害妄想」と、自分の能力や価値を異常なほど過大評価する「誇大妄想」です。誇大妄想では、「私は○○の能力がある」などと思い込むことがありますが、それゆえに偉そうに振る舞ったりすることは少なく、「そんな能力があることでみんなに注目されてしまうのが嫌だ」と、つらさや苦しさを訴えることがほとんどです。

妄想によって、「配偶者（または恋人）が浮気をしている」などと思い込むこともあるため、人間関係のトラブルをも引き起こしやすく、本人の日常生活や社会生活の妨げにもなります。

その一方で、妄想には「心のバランスを保つ」という機能もあります。たとえば、アパートの1階で単身生活をしていた高齢の女性が、「2階から騒音で嫌がらせをされている」という被害妄想があったという報告では、この妄想が高齢女性の孤独を軽減し、自殺を防止する機能を果たしていたと指摘しています。ちなみにこの例では、女性が入院して孤独が軽減されると妄想が消滅し、また単身生活に戻ると妄想が現れました。

このように、妄想には本人の心を守っている側面があるため、妄想が消失したとしても、心のバランスがとれるように配慮する必要があります。

妄想の種類

妄想は幻覚とともによく見られる陽性症状です。ありえないことですが、本人は事実だと確信しています。

被害妄想

誰かが悪意を持って自分に被害を与えているという、以下のような思い込み

- 注察妄想……誰かに見られている、監視されている
- 追跡妄想……誰かに尾行されている
- 迫害妄想……団体や組織に狙われている、迫害を受けている
- 嫉妬妄想……パートナーが浮気をしている
- 被毒妄想……食べ物や飲み物に毒を盛られている
- 被支配妄想…自分の思考や感情、行動が誰かに支配されている

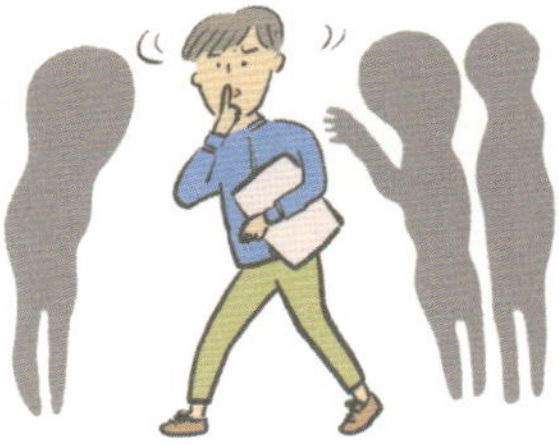

誇大妄想

自分の能力や価値を過度に大きく捉えてしまう、以下のような思い込み

- 血統妄想……皇族や貴族など高貴な出自である
- 恋愛妄想……有名人から愛されている
- 発明妄想……大発見や大発明をした
- 宗教妄想……神から選ばれた人間だ、創造主の生まれ変わりだ

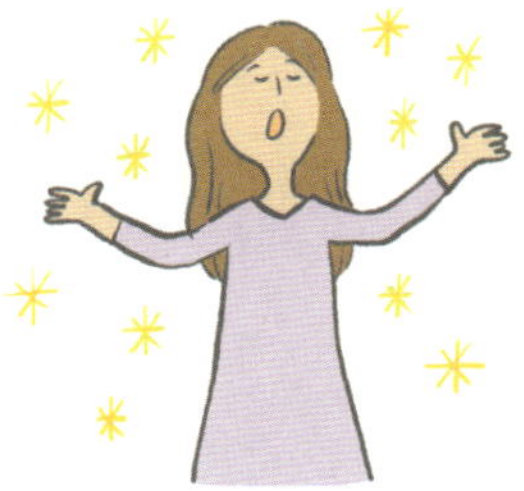

微小妄想

誇大妄想とは逆に、自分の能力や価値を過度に小さく捉えてしまう、以下のような思い込み

- 心気妄想…健康を害してしまった
- 疾病妄想…重い病気になってしまった

身体妄想

自分の身体が変わってしまったという、以下のような思い込み

- 憑依妄想…悪霊やキツネなどが体にのりうつられた
- 変身妄想…自分は動物や植物などに変身できる

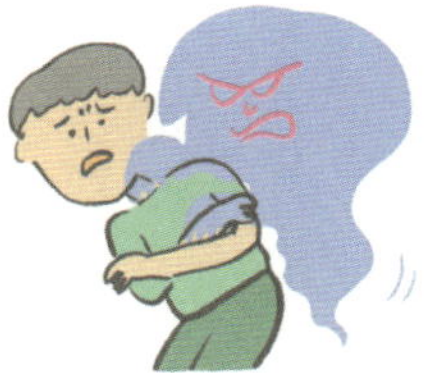

攻撃性を伴う「興奮」と、反応がなくなる「昏迷」

統合失調症の急性期には、ときに暴力性・攻撃性が強く現れる興奮が生じたり、どんな刺激に対しても反応しなくなる「昏迷《こんめい》」の状態になったりすることがあります。

興奮時には、暴力や暴言を他人に向けたり、自傷行為に走ったりすることがあります。相手にけがを負わせない程度の、比較的軽い暴力や暴言は、家族と同居している若年層に多くみられ、暴力や暴言は家族に向けられることが多いです。

一方で、相手にけがを負わせるような暴力は、激しい精神症状で追い詰められていたり、「あいつをナイフで刺せ」という幻聴や、「ここであの人を刺さないと、私が刺される」などの妄想に従ったりすることで、衝動的に生じることが多いようです。また、抑うつや思春期の暴力被害体験などが根底となっていることもあります。

いずれの場合でも、暴力や暴言には、それなりの理由があると考えられます。さまざまな症状に襲われる苦しみのなかで、まわりの人、とくに家族に「自分の苦しさを理解してほしい」「自分を受け入れてほしい」という強い欲求があり、それを認めてもらえないと感じたときに、もどかしさが暴力・暴言などの攻撃性となって現れると考えられています。

なお、他者に大けがを負わせたり、命にかかわるような行為をしたりすることは、適切な治療を受けていれば、めったに起こりません。ニュースで報じられるような事件は、治療を受けていないか、回復前に中断した人がほとんどと考えられます。

そして、興奮とは反対の症状である昏迷は、意識ははっきりしているにもかかわらず、外側からの刺激に反応や意思を表すことができない状態のことです。興奮と昏迷をくり返す「緊張病症候群」として生じることもあります。

興奮・暴力・攻撃が起こる理由

本人には、行動を起こす理由があります。また、適切な治療を受けていれば、深刻な暴力に発展することはめったにありません。

幻覚・妄想が原因

悪口が聞こえる
「お前はバカだ！」

攻撃

怒りの感情がわく

被害妄想が現れている
「命を狙われている」

攻撃

自分の身を守るため

幻聴や妄想が命令する
「そいつを殴れ！」

攻撃

命令に従ってしまうため

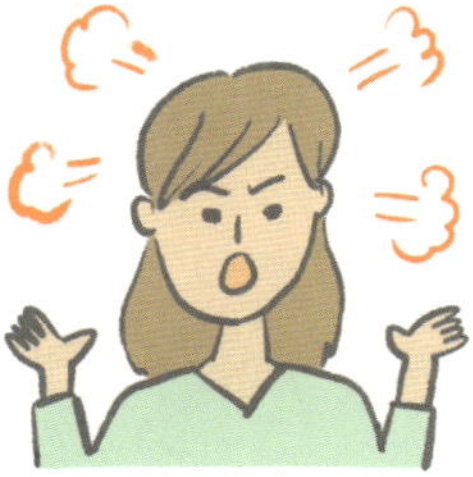

理解されないと感じたことが原因

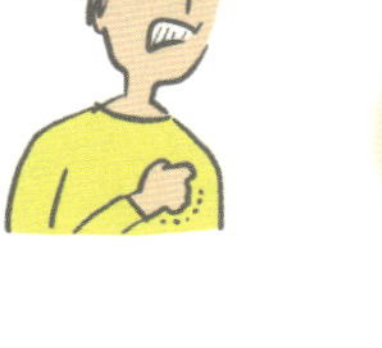

幻覚や妄想を頭ごなしに否定される
「そんなことあるわけがない！」

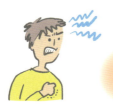

わかってもらえないという不満や焦りから

攻撃

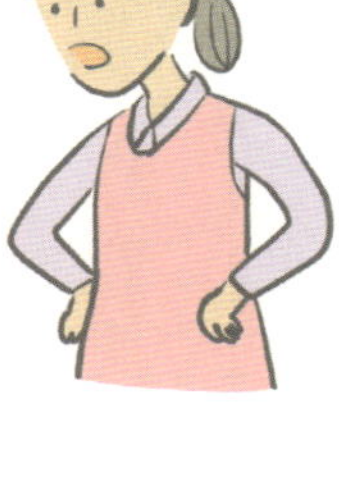

考えるプロセスの障害で話がまとまらない「思考障害」

周囲からの刺激を受け、これまでの経験や知識を組み合わせながら、判断や推理を行うことが「思考」です。しかし、思考や感情などに変調を来す統合失調症では、陽性症状として、思考の流れ（過程）に異変が起こる「思考障害」が生じることがあります。

思考障害は、大きく二つに分けられます。一つは、「思考内容の障害」です。これは、思考する内容そのものが、事実から大きく離れてしまったり、事実ではないことを「事実である」と確信したりすることで、妄想（P44〜45参照）もこの障害の一つです。また、ある物事について、「自分が考えている」という思考の主体性がなくなり、考えを押し付けられているように感じる「させられ思考」は、統合失調症では現れやすくなります。

もう一つの思考障害は、「思考過程の障害」です。「経験や知識で得たいくつもの概念を結びつけ、まとめあげる」という思考のプロセスが阻害され、スムーズな思考が困難になります。「思考過程の障害」のなかでは、考えがまとまらなくなり、話題に一貫性がなくなる「支離滅裂（思考滅裂）」がもっとも生じやすい障害です。思考を生み出すプロセスのなかで、経験や知識を論理的に結びつけることができなくなり、思考がまとまらず、理解できないような話をするようになります。まわりの人から見れば、「わけのわからないことを言っている」と思ってしまうかもしれませんが、本人は「伝えたいことがあるのに、理解してもらえない」という不安や不満、もどかしさを抱えています。

「思考過程の障害」には、思考が突然停止する「思考途絶《とぜつ》」などがあり、スムーズな思考が困難になることで理解しにくい話をするようになったり、仕事や学業への理解が阻害されたりします。

「思考障害」の二つの種類

精神活動に変調をきたすため、さまざまなかたちで思考が障害されることがあります。

① 思考内容の障害　思考の内容そのものが事実とは大きく異なったり、事実ではないものを事実だと確信したりしてしまう。代表は「妄想」

妄　想　現実にはありえないことを事実だと確信している

② 思考過程の障害　スムーズな思考が困難になる

支離滅裂　考えがまとまらず、発言に一貫性がない

思考途絶　考えるのを中断してしまう

＼ 本人は理解されないつらさを抱えている ／

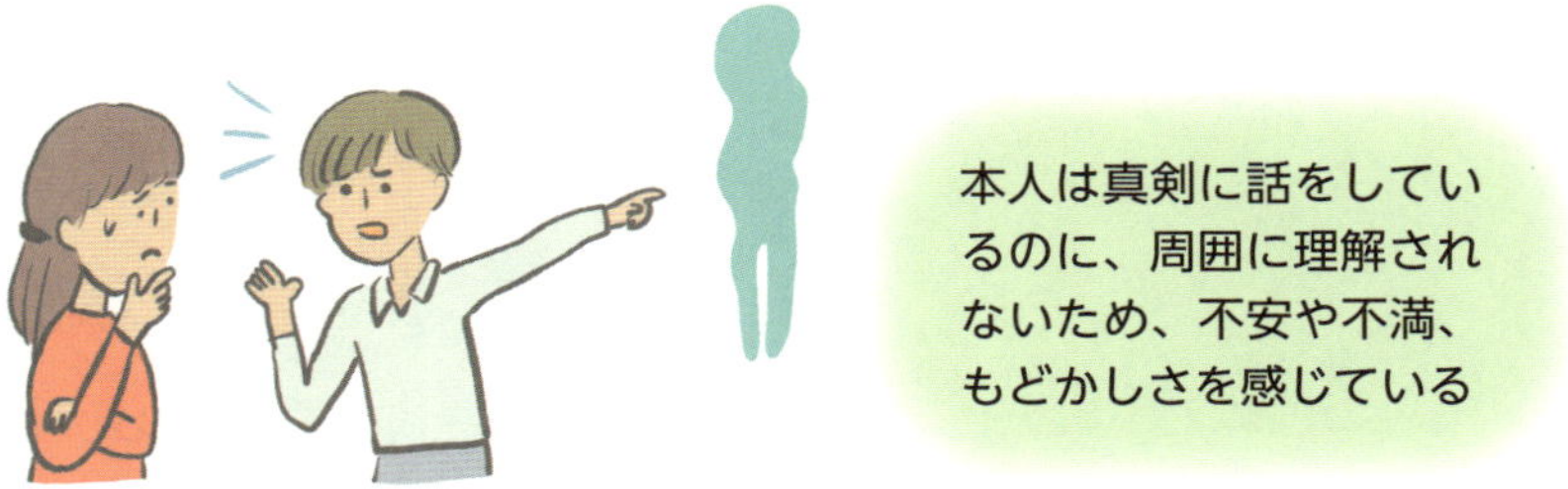

本人は真剣に話をしているのに、周囲に理解されないため、不安や不満、もどかしさを感じている

自分と他者との境界が曖昧になる「自我障害」

統合失調症の重要な陽性症状として、「自我障害」があります。「自我」とは「自分自身」のことで、私たちは常日頃、無意識でも「自分は自分である」という「自我意識」をもっています。

しかし、自我障害では、自分で考えたり行動したりする際に、「自分の意思で行動している」「自分自身がしたいからする」といった認識がはっきりしなくなったり、自他の区別ができなくなったりします。

「自分の意思で行動している」といった認識が失われる自我障害の代表的な症状は、「作為体験《さくい》」です。これは「させられ体験」とも呼ばれ、自分で行動しているにもかかわらず、自分の意思ではなく、他者によって行動させられている・操られていると感じる症状です。

作為体験には、幻聴の「○○しろ」「○○するな」といった命令に支配されて行動する場合と、幻聴はなくても体が勝手に動いてしまう場合があります。

また、自我障害では、「自分の考えがまわりに知られている」と感じる症状もあります。自分の考えが世間に広まってしまうと感じる「思考伝播《でんぱ》」や、自分の秘密や考えが外に漏れていると感じる「自我漏洩《ろうえい》症状」、自分の考えが他者に奪われていると感じる「思考奪取《だっしゅ》」の3つが、主な症状です。実際にはそのような事実はないとしても、患者さん本人は「現実」として感じているため、プライバシーの侵害を受けているように感じ、不安や緊張が続くようになります。

自我障害には、他者の考えが自分の中へと入ってくるかのように感じる症状もあります。他者の考えを勝手に吹き込まれていると感じる「思考吹入《すいにゅう》」や、自分の考えが他者に干渉されていると感じる「思考干渉」、自分の意思とは関係なく、考えなどが頭に浮かぶ「自生思考《じせい》」が主な症状です。

「自我障害」の3つのパターン

ふつうははっきり区別される「自分」と「他人」の境界があいまいになっている状態です。

①「自分の意思で行動している」という意識がくずれる

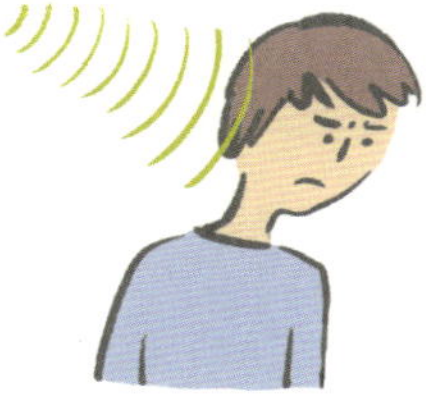

作為体験(させられ体験)

何者かに操られて行動しているように感じる

例：幻聴の命令に従って、自分や他人を傷つけてしまうことがある

②自分の考えが周囲に知れ渡っていると思い込む

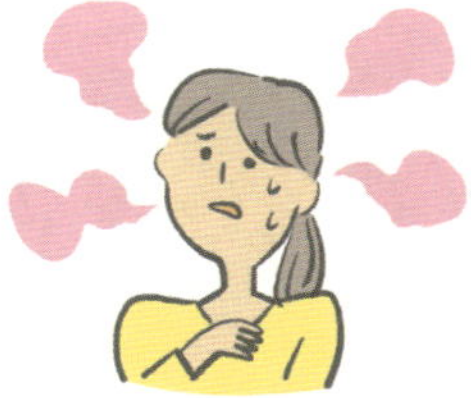

思考伝播 自分の考えが世間に伝わり、広まっていくと感じる

自我漏洩症状 自分の秘密や考えが外に漏れていると感じる

思考奪取 自分の考えが他人に奪われていると感じる

③他人の考えが自分の頭に入ってくると思い込む

思考吹入 他人に考えを吹き込まれていると感じる

思考干渉 自分の考えが他者に干渉されていると感じる

自生思考 自分の意思とは関係なく、考えやイメージが勝手に浮かんでくる

休息期（消耗期）・回復期（安定期）の「陰性症状」

感情の動きや意欲・思考力が低下する

　急性期の陽性症状が落ちついてくると、「陰性症状」が現れます。陰性症状は、統合失調症が慢性化することで際立つ症状で、自然な感情の動きや意欲・思考力が低下するようになります。また、子ども返りのように甘えたがる患者さんもいます。

　陰性症状で代表的なものは、「感情の平板化《へいばんか》（感情鈍麻《どんま》）」です。これは、喜怒哀楽などの感情の起伏が乏しくなり、適切な感情が湧かなくなります。そのため、楽しいはずの場面で落ち込んだ様子を見せたり、楽しくない場面で笑顔をつくったりするようになります。

　意欲の低下や無気力、集中力・持続力の低下も陰性症状の一つです。仕事や学業、家事などへの意欲や気力が失われ、進んで取り組むことができなくなります。入浴や歯みがき、着替えなど、身だしなみを整えることにも無頓着になります。思考の内容も薄いものとなり、他者とのコミュニケーション（会話など）も行いにくくなります。やがて他者や物事への興味・関心を一切失って、人とのかかわりが減り、自室に引きこもりがちになります。

　幻覚や妄想などの激しい症状が現れる陽性症状とは異なり、陰性症状は認識しにくく、患者さん本人も表現しにくい症状であるため、まわりの人からは、「怠けている」「社会性がない」などと誤解されることが少なくありません。また、陰性症状は陽性症状よりも持続的であり、長期間にわたって続くと、「生活のしづらさ（生活障害）」が残るようになり、社会性が低下し、社会復帰を困難にさせます。そのため、治療では陽性症状よりも問題になることがあります。

陰性症状の特徴

「陽性症状」が落ちついてくると「陰性症状」が現れます。陰性症状は長く続くと社会復帰のハードルが高くなります。

感情の平板化（感情鈍麻）

- 喜怒哀楽が乏しくなる
- 物事に対して適切な感情がわかなくなる

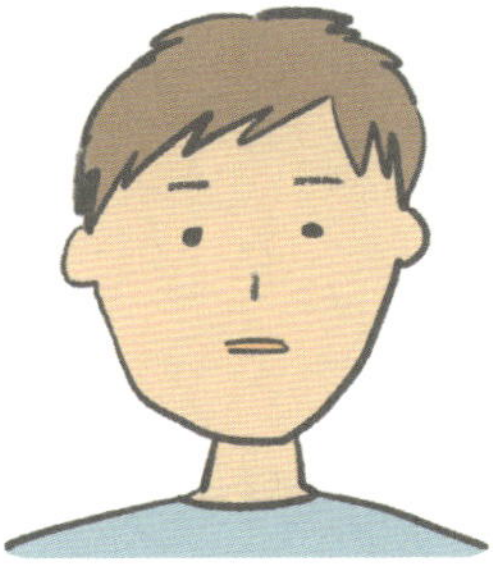

意欲の低下、無気力

- 仕事や学業への意欲を失う
- 興味や関心を示さなくなる
- 自ら進んで物事を行わなくなる
- 集中力がなくなる

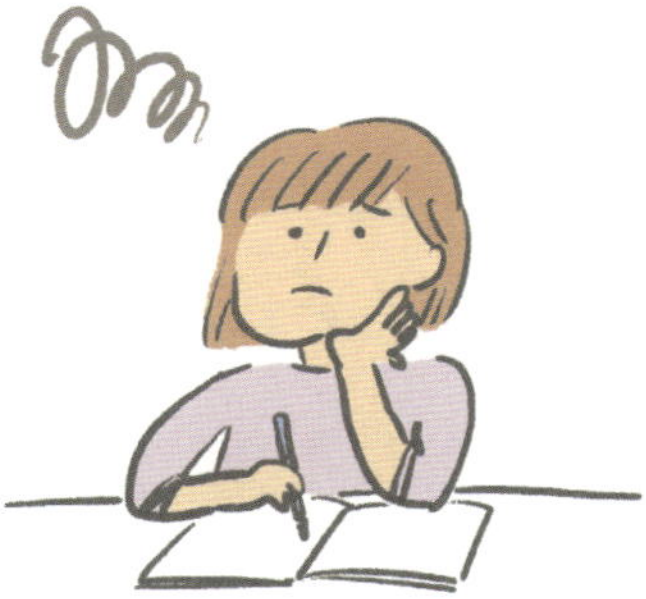

無為・自閉

- 何もやる気が起こらない
- 物事や他者への興味・関心がなくなり、自分だけの世界に引きこもる

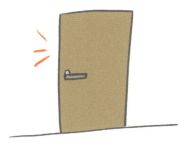

生活にかかわる「認知機能障害」

記憶力や注意力の低下が「生活のしづらさ」に

認知機能障害は、統合失調症の中核をなす「第3の症状」です。

「認知機能」とは、脳が物事を理解・判断・実行などをするための機能で、日常生活を営むうえで欠かせないものです。

認知機能の一つである記憶力の低下は、統合失調症での認知機能障害の中心となるものです。統合失調症では、前頭葉がうまく活動しない傾向があり、必要な情報を一時的に記憶する「ワーキングメモリ（作業記憶）」の機能に悪い影響を及ぼすとされています。そのため、何をしようとしていたかを忘れたり、人の話が頭に入らなくなったりすることから、仕事や勉強をうまく進められなくなります。

同じく認知機能の一つである注意力が低下すると、必要な情報に注意を向けられなくなったり、注意散漫《さんまん》になったりします。作業のミスも増え、仕事や勉強の能率も上がらなくなってしまいます。

また、過去の記憶と照らし合わせて適切に判断する力が低下すると、人違いや思い込みが発生します。実行機能が低下すると、計画を立てて効率よく実行することができなくなるため、用事をスムーズに進められず、料理などの家事も困難になります。

なお、認知機能障害は、統合失調症の人が体験する「生活のしづらさ」に深くかかわっており、陽性症状や陰性症状よりも、日常生活や社会生活に影響を及ぼします。また、認知機能障害は、前駆期（前兆期）から始まっていると考えられており、陽性症状や陰性症状が改善したあとも持続することが多いとされています。

統合失調症の認知機能障害

認知機能障害は生活に影響を及ぼすので、「生きづらさ」を感じるようになることもあります。

作業記憶(ワーキングメモリ)の低下

- 仕事や勉強で新しいことを覚えるのが難しくなる
- 作業中に何をしていたのか忘れてしまう
- 本やテレビの内容が頭に入ってこない

など

注意力の低下

- 少しの物音が気になって集中できない
- ざわざわしているなかで、相手の話を聞き取れない
- 集中力が続かずに注意散漫になる

など

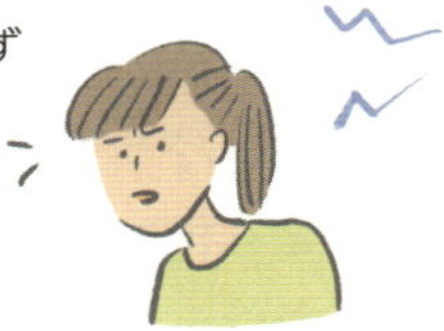

比較照合の低下

- 記憶と照合して適切な判断ができなくなる

例：赤いスカーフをつけた見ず知らずの人を以前赤いスカーフをつけていた知り合いのAさんだと思い込む

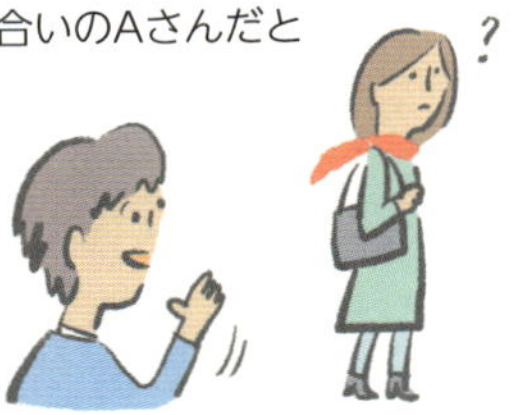

実行機能の低下

- 料理の手順を思い出せない
- 複数の仕事をまかされると、どこから手をつけてよいのかわからなくなる

など

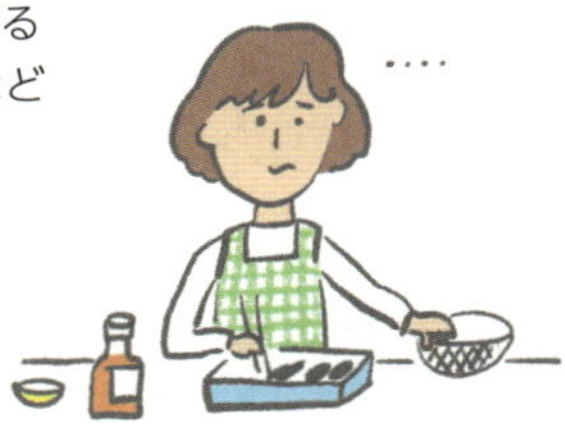

認知機能障害が陽性症状や陰性症状につながることがある

例：比較照合の低下が妄想(陽性症状)につながる

映画で見た暗殺者はサングラスをかけていた ▶ サングラスをかけている人はみんな暗殺者だ ▶

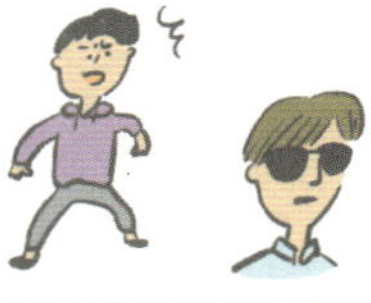

街なかでサングラスをかけた人を見ると「暗殺者だ。わたしの命を狙っている」と思う

Column

内科と精神科の診断の違い

統合失調症をはじめとした精神疾患を抱える患者さんや、そのご家族から「医師によって診断が違う」という話を聞くことがあります。たとえば、A病院の精神科では「パーソナリティー障害」と診断されたのに、Bメンタルクリニックでは「統合失調症」と診断されてしまい、「どちらが正しいのか」と患者さんやご家族が困惑してしまうことがあるのです。

多くの場合、この両者の診断は、どちらも間違いではありません。そこには、精神科での診断方法がかかわっています。感染症や生活習慣病といった一般的な「疾患」は、特定の病因によって引き起こされます。そのため、診断する際には、本人の症状を参考にしながらも、画像検査の読影や血液検査の数値など、目に見える画像・データが病因を特定する材料となり、診断の決め手となります。しかし、精神科で主に取り扱う精神疾患の多くは、特定の病因がある「疾患」ではなく、特定の病因に限定されずに引き起こされる、さまざまな症状の集合体である「症候群」です。そのため、脳の画像検査や血液検査などでは病因や異常を見つけることができず、症状だけが診断の目安となります。

そこで精神科では、診察で本人から聞き出した症状を、可能性のある病気の症状に当てはめて診断する「類型診断」を採用しています。そのため、「本人がどの症状を訴えたか」や、「医師が症状にどのように着目したか」で診断が変わることがあるのです。

複数の医療機関を受診し、異なる病名を告げられたときには、その診断の根拠を医師から聞いておくようにしましょう。「どのような理由でその診断に至ったのか」を知っておくことは、診断名が異なった場合の比較検討のために必要です。また、診断名はその後の治療に深くかかわるため、適切な治療のためには、診断の根拠を理解し、納得することが大切です。

第 2 章

統合失調症の診察と急性期の治療

統合失調症はさまざまな精神症状を呈します。脳の活動が活発になることで起こる妄想や幻覚は、早期に適切な治療を受けることで、多くが改善します。診察の流れや最新の治療法について解説します。

回復を早める早期発見と早期治療

早期の治療開始で予後が良好に

どのような病気においても、早期発見・早期治療をすれば、治癒率を向上させ、予後を良好にし、心身への負担を減らすことができます。もちろん、統合失調症も例外ではありません。

統合失調症は、幻覚や妄想など、明らかな症状が現れる数年前から、発症の前兆ともいえる前駆症状が現れ、すでに脳の中でトラブルが生じていると考えられています。前駆症状が現れる前駆期（前兆期）に治療を始めることができれば、軽症にとどまらせることができ、治療がスムーズに進むケースが多いのです。

また、統合失調症は、発症してから5年ほどで、脳の障害が急速に進行する場合があるとされています。そのため、いかに早い段階で診断を受け、治療を開始するかが病気の予後を左右すると考えられています。実際、症状が現れてから治療を開始するまでの未治療期間は、短ければ短いほど予後がよいことがわかっており、反対に未治療期間が長いほど、症状は重症化・慢性化しやすいとされています。

ただし、統合失調症の症状の現れ方や程度には、個人差があります。もっとも特徴的な症状である幻覚や妄想などの陽性症状はそれほど強くないものの、陰性症状や認知機能障害が目立つ場合もあります。つまり、「幻覚や妄想が出ていないから」と陽性症状だけに注目していると、受診の機会を逃してしまう可能性もあるのです。

統合失調症は、思春期から青年期に発症しやすい病気です。この時期に、「最近、いつもと違う」と思えるような変化や疑わしい症状がみられた場合には、早めに専門の医療機関を受診するようにしましょう。

前兆に気づいて、早期治療を

思春期から青年期に発症しやすい病気です。この時期になんらかの症状があるときは、早めに専門医に相談しましょう。

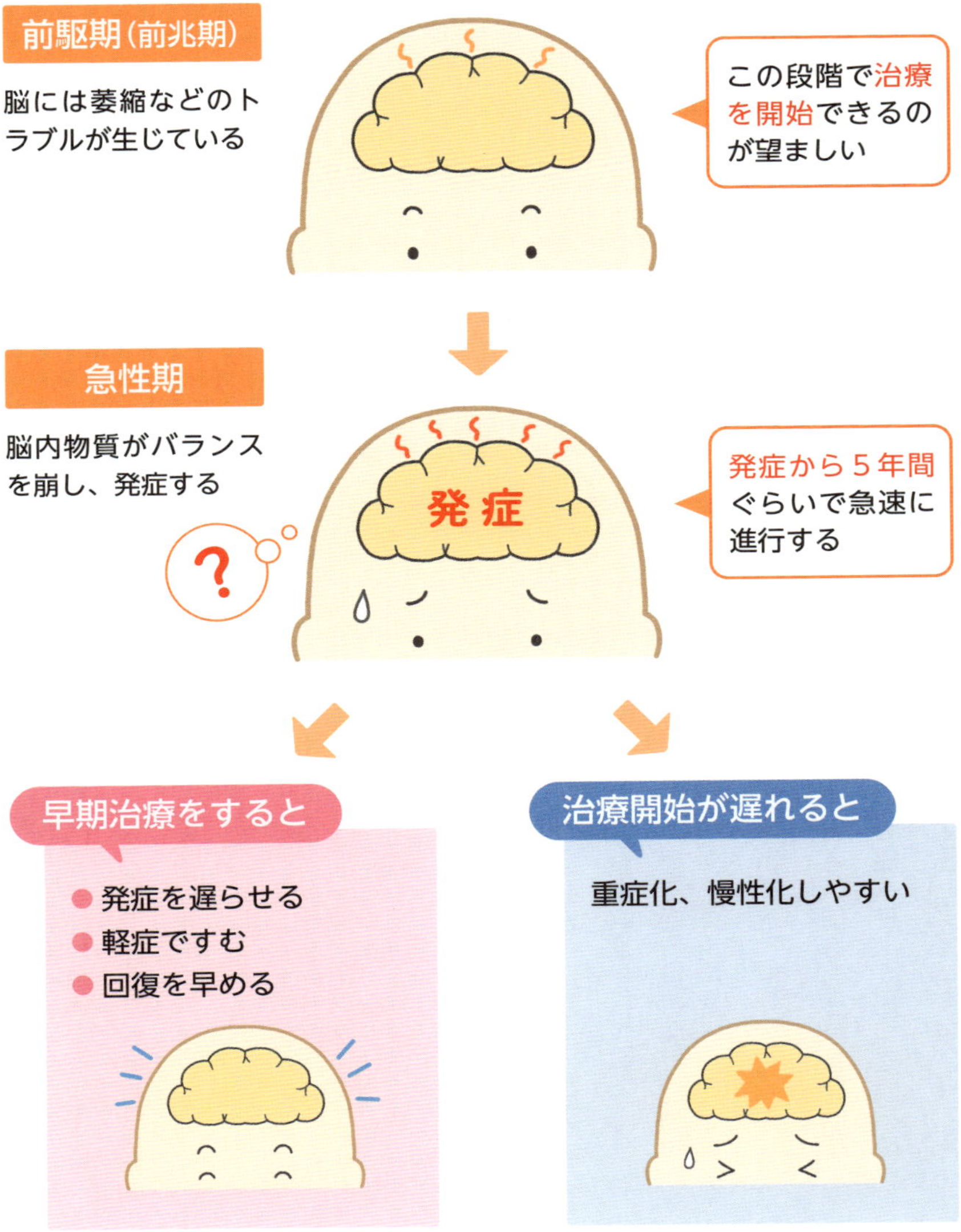
前駆期（前兆期）
脳には萎縮などのトラブルが生じている
この段階で治療を開始できるのが望ましい
急性期
脳内物質がバランスを崩し、発症する
発症
?
発症から5年間ぐらいで急速に進行する
早期治療をすると
● 発症を遅らせる
● 軽症ですむ
● 回復を早める
治療開始が遅れると
重症化、慢性化しやすい

精神科医は「心の相談窓口」

一時的ではない不眠や、昼夜逆転の生活、一日中ぼんやりするようになるなど、精神的な変調に気づいたら、一度、精神科医に相談することをおすすめします。

激しい陽性症状が出ずに、「ぼんやりする」「やる気が出ない」といった陰性症状だけの場合には、「疲れているだけだから」「そのうちよくなる」などと受診に至らないこともあるでしょう。精神科の病気にはまだネガティブなイメージがあり、受診のハードルは低くありません。また、この程度の症状で精神科を受診するなんて大げさでは、と思うかもしれません。

一方で、身体的な不調でほかの診療科を受診し、ひととおりの検査で異常が見つからなかったことが、精神疾患を疑うきっかけとなることがあります。

現在はプライマリケア（総合的医療）の観点から、ほかの診療科を受診しても、精神的な変調が目立つ場合には、精神科への受診の推奨や紹介をすることが増えています。しかし、実際に精神科を受診するかどうかは患者さん次第です。

実際の精神科は、心の変調を抱えた人がなんでも相談ができ、気軽に利用できる「心の相談窓口」なのです。

統合失調症などの精神疾患の診断は簡単ではありません。一般的な病気のように、画像検査や血液検査などで確認できません。誤診もあり、後から診断が変わることも珍しくありません。

できるだけ早期からの治療が望ましいのですが、統合失調症は前駆期（前兆期）からいきなり幻聴や妄想などの典型的な症状が生じるわけではなく、これも早期診断が難しい理由の一つです。

統合失調症の治療をスムーズに進められる早期診断は、前駆期（前兆期）の症状をよく知っている精神科医だからこそ、可能ともいえるのです。

精神科医がいる医療機関へ

本人・家族が何かおかしいと感じたら

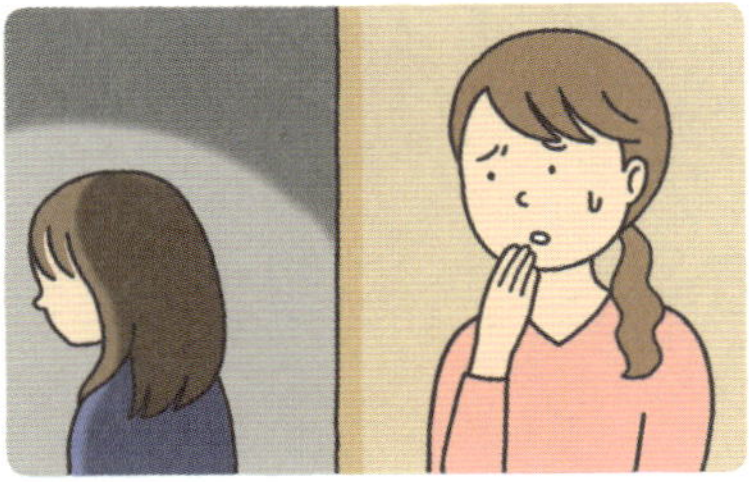

× 自己判断はしない

○ 専門医を受診する

精神科医がいる診療科・病院

- 精神科
- 神経科
- 精神神経科
- メンタルヘルス科
- 児童精神科

「神経内科」は脳梗塞やパーキンソン病など、脳の器質性疾患を扱うところで、精神疾患は扱っていないので注意しましょう。

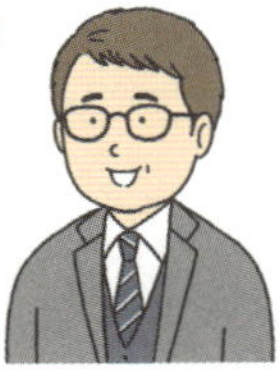

一般病院

精神科以外にもさまざまな診療科がある。総合的な医療が受けられるので、持病がある人にはよいが、精神科で長期入院が必要なときに対応できない可能性がある

精神科病院

精神疾患を専門とする病院。かつては社会から隔離する閉鎖病棟が多かったが、近年は社会復帰を目指す方向に転換しつつある。重症の患者さんにも対応可能

クリニック

ほとんどが外来中心で、入院は対応していない。症状が軽いなど、ふだんの生活のペースを保ちながら治療できる

※上記の診療科や病院がどこにあるかわからないときは、自治体の「保健所」や「精神保健福祉センター」に相談するとよいでしょう

本人が受診をしたがらないときは

症状に気づいた家族が受診するよう望んでも、本人が断固として拒む場合があります。その背景には、さまざまな理由があります。なかでも大きな理由となるのは、本人に病識がない（P36～37参照）ことです。「自分は病気である」と認識できていないのですから、「なぜ病院に行かなくてはならないのか」と考えるのは当然のことといえます。

「ならば病識をもたせればよいのでは」と、患者さんの説得を考えるご家族もいます。しかし、「あなたは間違えている」と患者さんがまるで誤っているかのような説得をしてしまっては、本人はご家族に不信感を抱き、病状が悪化する可能性もあります。また、説得がうまくいかないときに、ご家族が途方に暮れ「好きにしろ!」「もう知らないからな」と投げやりになったり、「もう関わりたくない」という態度をとってしまうこともよくあります。

本人にとって「自分は精神病である」と意識することは、自分に大きな欠陥があるような感覚をもたらします。それを受容することは簡単ではなく、深く強い悲しみをもたらす体験にほかなりません。それを乗り越えて初めて治療に前向きになれます。

生活に影響が出ていれば、本人も内心、その状況をなんとかしたいと思っている場合もあります。受診を説得する際には、幻覚や妄想といった症状ではなく、「眠れていない」「食事をとれない」といった、本人の「困りごと」を取り上げてみましょう。「眠れてないみたいだから、病院に行ってみよう」などと話し、その「困りごと」を解決するために受診をしたほうが、「あなたにとってプラスになる」と、やさしく、粘り強く説得してください。

説得がうまくいかない場合は、ご家族だけでも精神科医に相談してみましょう。また、第三者による説得が受診につながることもあります。保健所や精神保健福祉センターにも相談してみてください。

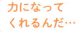

本人の気持ちに寄りそうことが大切

なぜ、受診しないの？ → 本人は病気だと思っていない

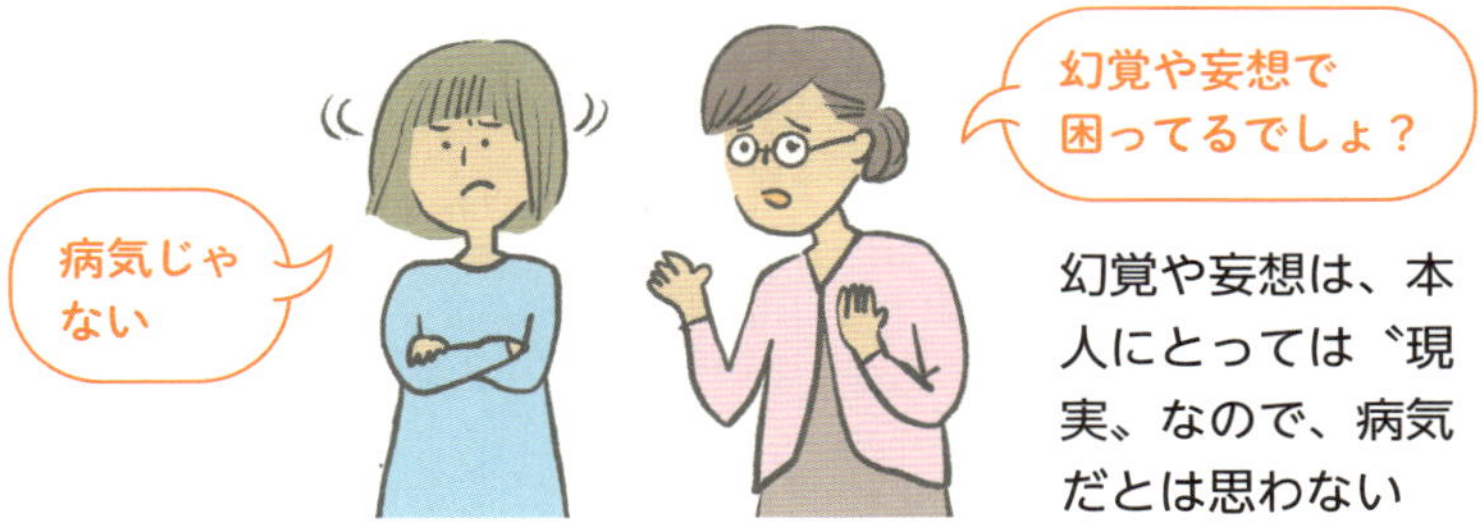
病気じゃない
幻覚や妄想で困ってるでしょ？

幻覚や妄想は、本人にとっては〝現実〟なので、病気だとは思わない

×

「あなたは病気だ」と言う

本人に病識を強いても、受診にはうまくつながらないことが多い。のちに家族関係をこじらせたり、病状を悪化させる可能性がある

治療しなきゃ

○

「あなたの味方だよ」と言う

受診を拒まれても、周囲の人はまず落ちつくことが大切。相手の気持ちに寄り添い、自分は味方だよ、と伝えて粘り強く説得する

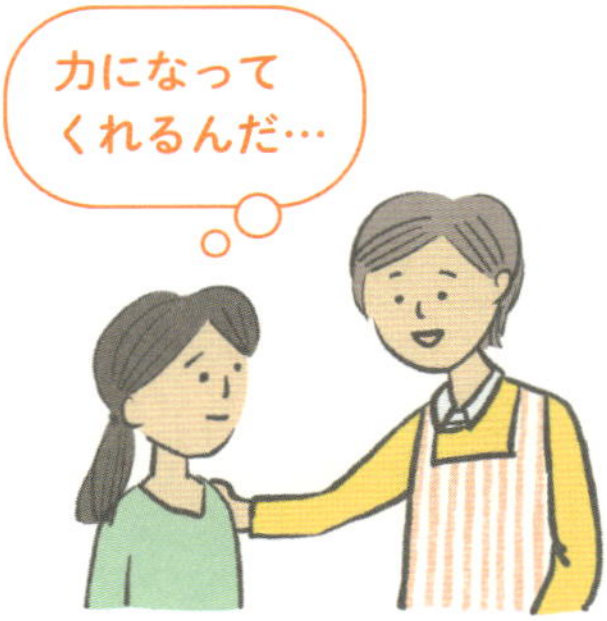
力になってくれるんだ…

中立的な対応で粘り強く説得する

本人が受診を拒んでいるからといって、逃げ腰になったり、腫れ物に触るような対応をしたりするのは、かえって本人の不安を煽ることになります。患者さんの多くは、病識がなくても、「何かがおかしい」と感じていますので、極力落ちついた様子で、根気強く説得することが大切です。

まずは、「何か心配なことはある?」「体調はどう?」などと、穏やかに尋ねてみてください。本人からの答えがどんなものだったとしても、きちんと耳を傾けるようにします。もし、幻覚や妄想が混じっている内容だった場合には、中立的な対応をします。

中立的な対応とは、「ずっと監視されていて怖い」という被害妄想に、「監視されているね」と肯定したり、「監視されてないよ」と否定したりせず、「それは怖いね」と答えるといった対応です。話の内容の真偽にはあえて触れず、本人の気持ちに共感しながら、一緒に解決策を考えていくようにします。

そして、「あなたが今言ったように、不安で疲れているみたいだから、私たちはとても心配していて、病院に行ってほしいと思っている」と、家族の気持ちを伝えましょう。「あなたは精神病みたいだから」とは言わず、「心が疲れているみたいだから」「眠れてなさそうだから」などと、本人から聞いた話をふまえて話します。

また、家族が患者さんに精神科の受診を促すときには、「内科に行こう」と言いながら、精神科に連れてくるなど、嘘やだますような行動は禁物です。精神科を受診することは、きちんと本人に伝えましょう。精神科の受診を伝えにくい場合には、「今のあなたの不安を診てくれるのに、いちばん適した診療科」と言ってもよいでしょう。また、服薬や入院などの治療の可能性がある場合には、「早く回復するための方法を、お医者さんに聞いてみよう」などと伝えるようにします。

受診拒否には、やさしく粘り強い説得を

病識がない場合、力づくで連れて行くと、本人の攻撃性や暴力性を高めてしまうことがある。
嘘をついて連れ出すのも、不信感を残すことになるので避ける

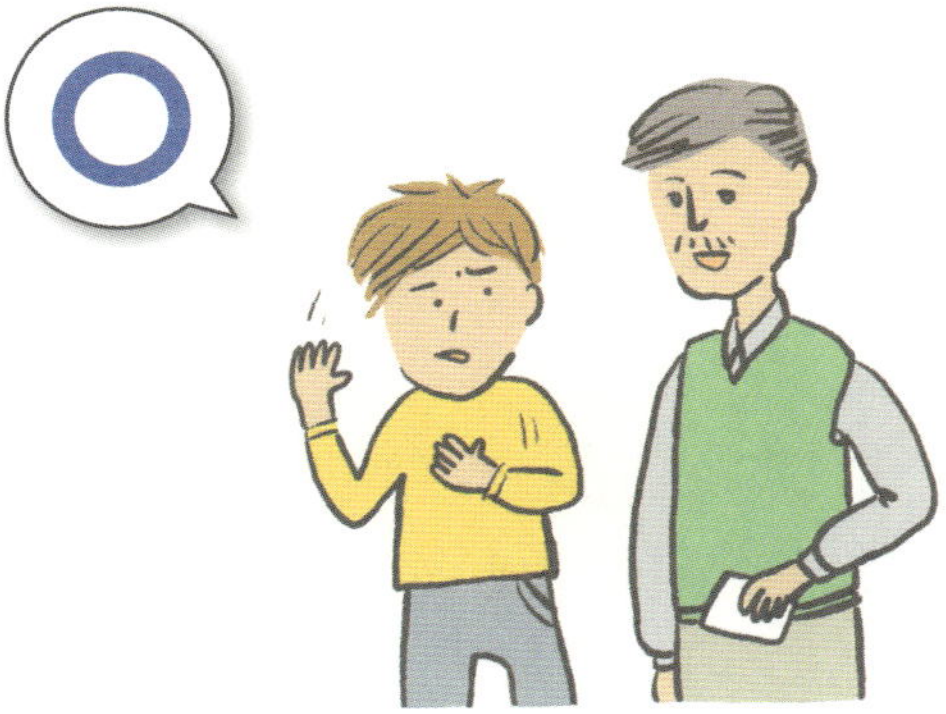

「最近、眠れていないみたいだから心配」「治療したらよくなるよ」など、本人の症状を心配する言葉がけで受診を促す。ときには信頼できる第三者が同席するのも効果的

専門医以外の相談先

かかりつけ医、保健師、保健所、精神保健福祉センター、学生の場合は、通学先の養護教諭やスクールカウンセラーに相談を

はじめての診察の流れ

身近な人が同行するのが望ましい

精神科の初診では、まず精神科医による面談（問診）が行われます。精神疾患においては、症状が診断の基準となるため、面談は非常に重要です。また、患者さん本人だけでなく、家族などの身近な人物が同席することが望ましいです。これは、「患者さんが本来どういう人なのか」「現在はどのような変化があるか」などを、身近な人から客観的に見た情報を教えてもらうためです。本人が家族との同席を拒んだ場合は、家族からは別室で話を聞くこともあります。しかし、診断や治療の方針については、本人と家族の認識に食い違いが出ないように、同席のうえで医師の話を聞くのが望ましいです。

精神科医は初診時に、まず本人の状態を観察して、同行した家族から「いつごろからどんな症状が現れたのか」を聞き、病気を探っていきます。そして、その時点での診立《みた》てを伝えたうえで、患者さんに検査や治療の必要性を説明し、理解してもらいます。病気の診断は、本人にとってはショックなことではありますが、これからの治療・回復の道筋を決めるためには必要なこととして伝え、不安を少しでも軽くできるようにします。

初診の問診で聞かれる内容は、症状の状態や経過および変化、そして既往症や家族歴など、多岐にわたり、緊張しているうえに、病気で注意力や思考力が低下している患者さんにとっては、すべてをスムーズに答えるのは困難かもしれません。ご家族も、すべてのことを覚えているわけではなく、思い出しにくいかもしれません。可能であれば、これまでの本人の症状や変化などをメモにまとめ、それを見せながら医師と話すようにしましょう。

はじめての受診で聞かれること

症状について

- 現在、どんな症状があるか
- その症状はいつ頃からはじまったのか
- 症状は変化しているか、また変化した時期
- 過去に別の症状はあったか、またその時期
- 日常生活や社会生活にどんな支障を来しているか
- これまで相談した機関、治療を受けた医療機関はあるか
- 治療を受けたことがある場合は、主治医の見解や治療内容

など

既往歴

- 首のすわり、発語など発達の遅れ
- 過去にかかった病気
- 現在、治療中の病気
- 手術やケガの有無
- 現在、服用中の薬

など

生活歴

- 生まれたところ
- 転居の経験
- 乳幼児から保育園、幼稚園、小学校、中学校、高校から学生時代までの家庭環境、友人関係、成績、挫折や失敗の経験など
- 職歴、仕事の内容、勤続年数、転職の事情
- 結婚歴や離婚歴
- 子どもの有無

など

家族歴

- 家族の既往歴、とくに精神疾患の有無
- 自殺者（既遂、未遂）の有無

など

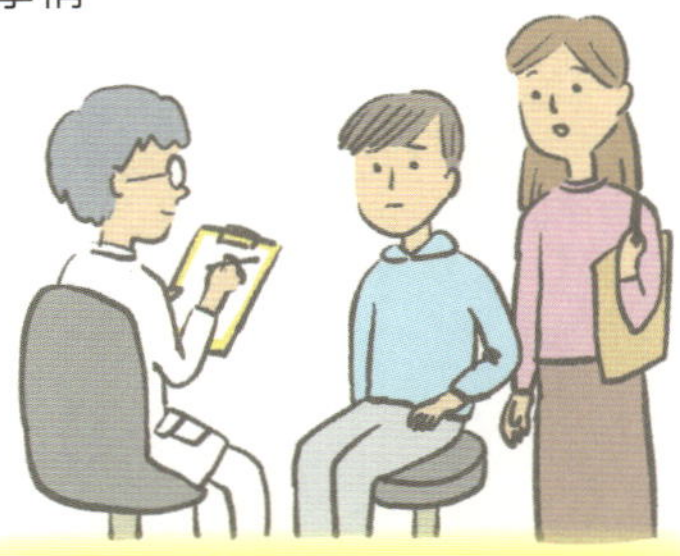

問診には、同行する家族などがあらかじめメモを持参するとよい

ほかの病気の可能性を除外するための検査

初診時に統合失調症が疑われる場合、問診を行ったあとで、さまざまな検査を行います。統合失調症は、多様な症状が現れる病気で、ほかの病気で生じる症状も現れることから、その症状が統合失調症によるものなのかを見分ける必要があります。

ここまでの説明のとおり、統合失調症は検査でわかる病気ではありませんが、「統合失調症以外の病気ではない」ということを明らかにするために、検査が必要なのです。言い方を変えれば、実施される検査は、統合失調症を診断するためではなく、統合失調症以外の病気である可能性を排除するものです。

まずは体温や脈拍、血圧などを測定し、必要に応じて血液検査や尿検査、生化学検査、心電図、髄液検査などを行います。神経学的な側面からは、反射や運動、感覚機能などを検査します。また、ほかの脳の病気との鑑別のために、脳の画像検査や脳波検査などを行います。

抑うつ状態にあり、精神疾患が強く現れている場合は、うつ病などとの識別のために、光トポグラフィー検査を行う場合があります。この検査は、近赤外光*で頭部の血流量の変化を測定するもので、脳の活動状態から、統合失調症・うつ病・双極性障害を鑑別する補助的な検査方法です。また、精神的な発達、知能、人格、認知機能、そのほかの心理状態などを評価する目的として、心理テストを用いることもあります。これは、知的障害や発達障害、不安障害などと識別のための客観的資料となります。

これらの測定・検査でわかる所見がないことを前提にし、患者さんの話や表情、態度、振る舞いなどを総合的に見て、診断基準に照らし合わせながら統合失調症かどうかを診断します。診断基準として、現在の日本で一般的に用いられているのは、世界保健機関（WHO）の「ICD－11」と、アメリカ精神医学会（APA）の「DSM－5－TR」です。

用語解説 近赤外光　人体に悪影響のない安全な光。テレビやエアコンのリモコンなどでも用いられている。

統合失調症かどうかを見極める

統合失調症の症状は、ほかの病気と重なるものも多いため、診断を確定するためには、ほかの病気との鑑別が重要です

問診以外の検査の例

- 体温
- 脈拍
- 血圧
- 血液検査
- 尿検査
- 生化学検査
- 心電図
- 髄液検査
- 脳波検査
- 脳の画像検査（CTやMRIなど）

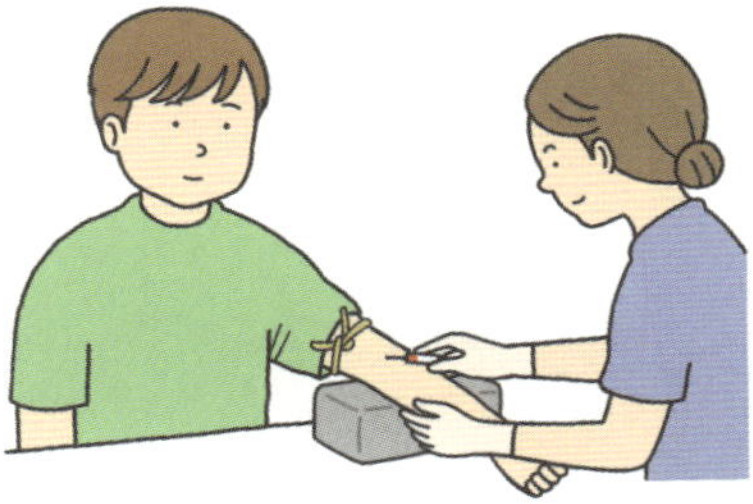

↓

似たような精神症状が現れることがある身体疾患、薬物の使用、処方薬の副作用ではない

↓

ほかの精神疾患ではない

↓

世界標準の診断基準

「ICD-11（国際疾病分類・第11回改訂版）」、「DSM-5-TR（精神疾患の診断・統計マニュアル・改訂第5版）」、医師の経験・知識

↓

統合失調症と診断

医師とコミュニケーションをとりながら治療する

統合失調症をはじめとした精神疾患の患者さんは、人とのコミュニケーションに非常に繊細であることが多く、一度でも嫌な思いをすると、「この先生は合わない」と感じやすいものです。また、回復がうまくいかない場合には、主治医への不信感が募りがちです。治療の途中で転院を考えることも珍しいことではありません。しかし、転院は慎重に検討しましょう。医師によって統合失調症の治療法が大きく変わることはなく、むしろ治療の中断によって症状が進行することもあります。

医師の変更にはこうしたデメリットもあることと、主治医は患者さんが回復するための「協力者」であることは、ぜひ覚えておいてください。医師の対応で嫌なことがあれば、「そのように言われるのは嫌です」と伝えても問題ありませんので、まずは主治医との信頼関係を築いていくようにしましょう。

医師と信頼関係を築く

正しい診断が下り、適切な治療を行う際は、スムーズに進めるためにも、不明点や不安に思うことがあれば、理解・納得できるまで、何度でも医師に確認しましょう。

適切な治療のためにも、患者さんが思ったことや率直な気持ちを医師に伝えてください。「主治医は話さなくても何でもわかってくれる」とは思わず、積極的に話してみましょう。

医師も、本人やご家族からの情報を必要としています。「よく眠れているか」「薬を指示どおり服用できているか」「副作用はないか」「つらいことはないか」「家族とうまくいっているか」などの情報は、治療経過をみるためには必要不可欠なことですので、正直に話してください。

医師とよりよい関係をつくる

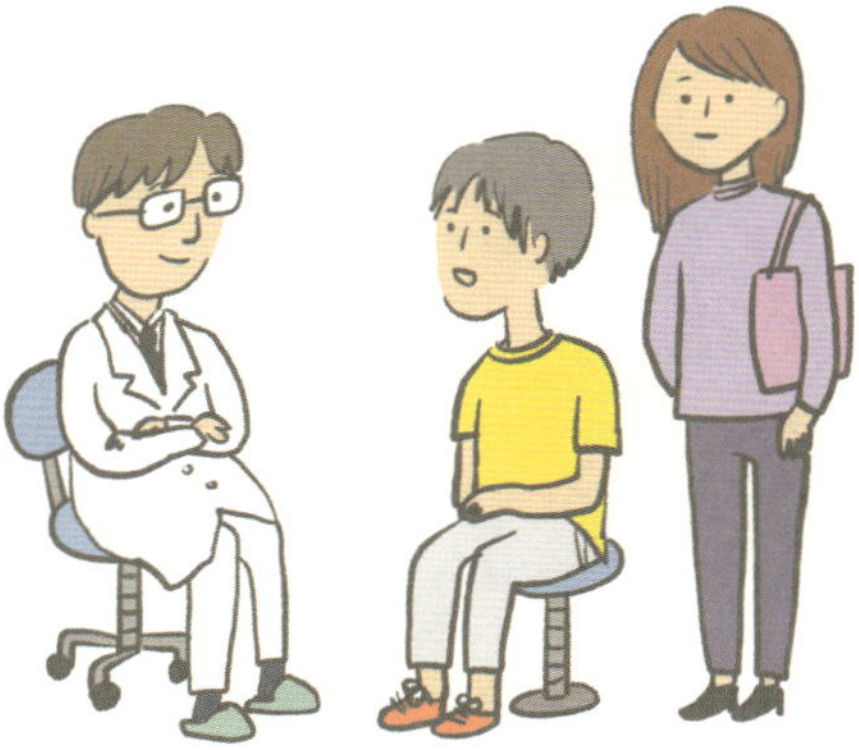

- 病気のこと、治療方針についてわからないことや疑問があれば医師に聞く
- 薬の効果や副作用について、正しく情報交換をする
- 生活上の不安や心配ごと、困りごとを医師に伝える
- 医師との信頼関係を〝育てていく〟という気持ちで

医師の変更を考えるケース

- 医師の説明が不十分
- 薬の種類、量がやたらと多い
- 患者さん本人の医師への不信感が強い、受診を拒否している

医師を変更するデメリット

- 治療が中断するため、症状が悪化することがある
- 新たな主治医と関係を築き直さなければならない

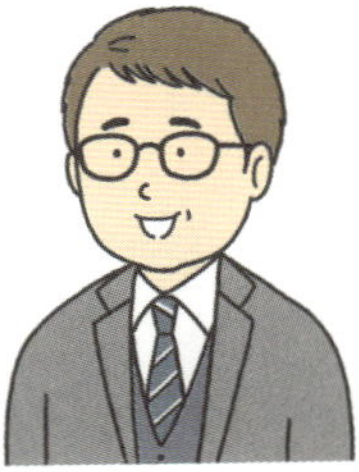

外来での通院治療が基本

統合失調症の治療を行う際は、外来での通院治療が基本となります。かつての統合失調症の治療では、入院治療が中心でしたが、現在は地域で社会支援を行うべきとする「脱施設」の考えにもとづき、地域社会での回復が主流になっています。また、現在は薬の開発や医療の質の向上により、重症化する患者さんも減ったことから、回復後の社会復帰のしやすさが重視されるようにもなったことも、外来による治療が主流となっている理由です。

入院治療では、24時間体制で患者さんをフォローできるなど、メリットはいくつもありますが、外来より入院のほうが優れているとは限りません。入院は、統合失調症の患者さんの苦手とする「環境の変化」を伴うものでもあるため、一時的に症状の悪化が生じることもあるのです。また、いったん入院すると、その期間は1~3ヵ月ほどにわたります。入院期間が長くなると、患者さんによっては社会性や日常生活の能力が失われ、社会復帰が遅れてしまうこともあります。

「入院で完全に治してから退院し（させ）たい」と、患者さんやご家族が希望されることもありますが、入院治療は、「退院すれば治療が終わる」というものではありません。症状の度合いが強く、在宅での治療が困難な場合に、患者さん本人やご家族の安全を確保し、確実な治療を一時的に行うためのものであり、退院後も治療は続くのです。

これらのことをふまえて、通院で治療を行い、問題が生じたときには、日常のなかでの解決方法を考えていくのが基本となります。統合失調症は再発がおこりやすいため、その対処も日常生活のなかで考えていくことが大切です。もし患者さんの症状が悪化したとしても、すぐさま入院治療へと移行せず、通院治療の頻度を増やすなどして対応するようにします。

通院治療が中心の3つの理由

① 医療の進歩

薬や医療の進歩により、重症化するケースが減少してきた

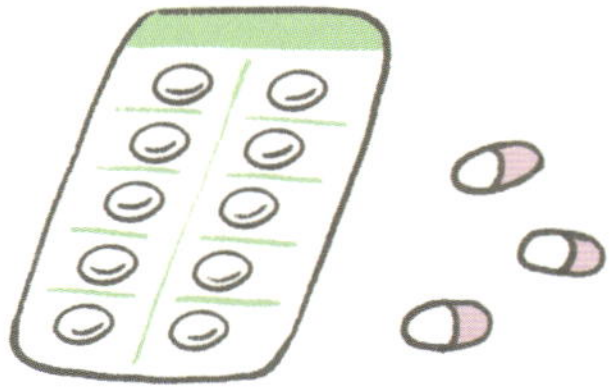

② 認識の変化

入院して社会から隔離するという考え方が差別的だと否定されるようになった

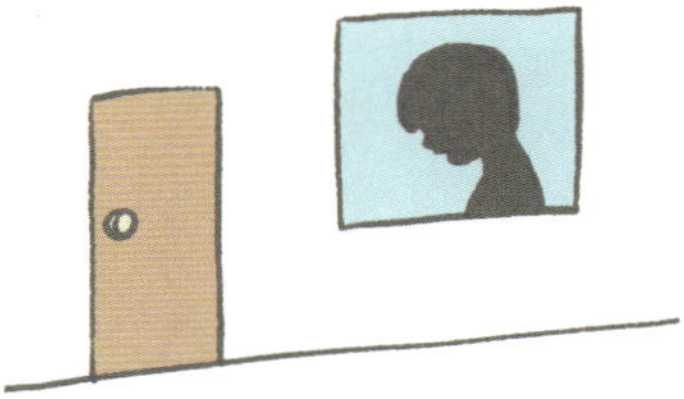

③ 社会復帰

回復後の社会復帰が重視されているため、日常生活をなるべく中断しないようになってきた

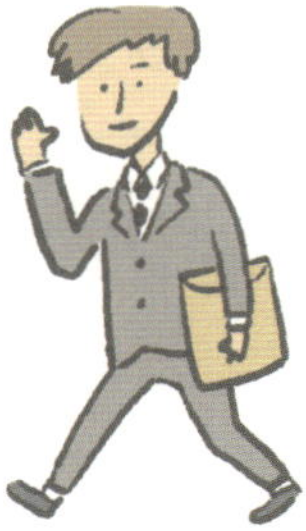

通院治療を続けるために

本人が治療の必要性を理解し、受け入れることが重要

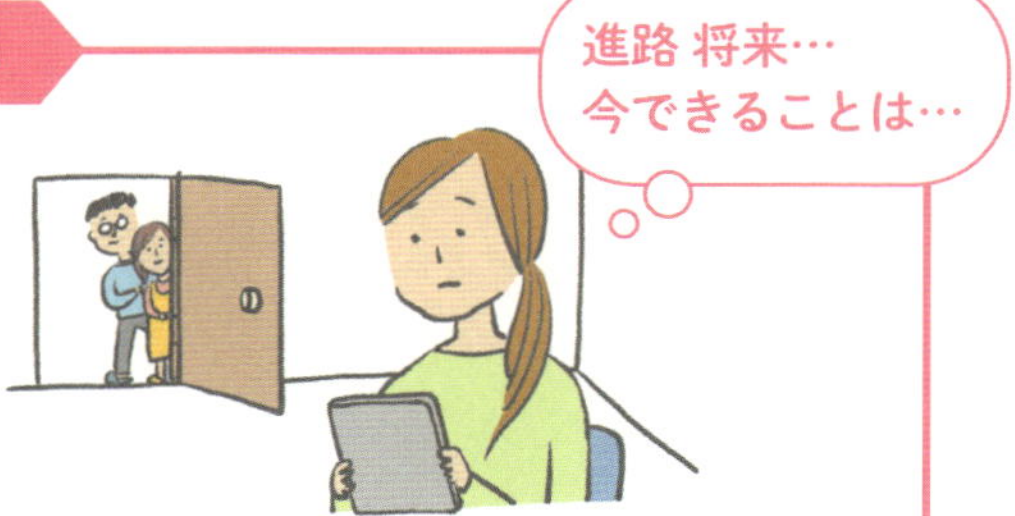

薬物療法とリハビリを組み合わせる

統合失調症の治療は、幻覚や妄想といった症状を改善するのはもちろんですが、病気によって生じたさまざまな障害を乗り越え、生活の質（QOL）を向上させ、1人の人間としての回復をめざすことが大きな目標です。

統合失調症は、脳の神経伝達物質の機能に障害が生じている病気であるため、まずはこの障害から回復させるための薬物療法が行われます。薬物療法は、急性期の陽性症状を抑える対症療法（症状をやわらげるための治療）と、脳の神経伝達物質の変調を整えることの二つを兼ねた治療法です。服薬により、脳内の神経伝達物質のバランスが改善・維持され、興奮や不安などの心の揺らぎがない、安定した生活を送れるようになります。また、統合失調症は再発や症状の揺り戻しがおこりやすいことから、その防止のためにも服薬の継続が必要です。

一方で、服薬だけでは解消できない症状もあります。統合失調症の患者さんの多くは、陰性症状や認知機能障害により、日常生活や社会生活が困難になり、コミュニケーションもうまくとれなくなっています。そのため、社会にうまく適応できず、「生きづらさ」を抱えているのです。これらを改善するために、薬物療法と並行してリハビリテーション（リハビリ）を行います。

リハビリといえば、身体機能に問題がある人の訓練のように思えますが、精神面におけるリハビリも存在します。統合失調症のリハビリは、自立した社会生活を営むための練習をするもので、社会性や生活機能を取り戻す「SST（社会生活技能訓練）」や、歪んだ思考パターンを修正する「認知行動療法」などがあります。そのなかでは、あいさつのしかたやコミュニケーション能力、日常生活で問題を解決する能力などを回復させたり、買い物や薬・お金の管理などを改めて学んだりします。

治療の二本柱

治療の本質は、病気によって生じている障害を取り除き、QOL（生活の質）を向上させ、ひとりの人間としての全体的な回復をめざすことです。

1 薬物療法

抗精神病薬

脳内物質のバランスを調整し、幻覚や妄想などの激しい症状を鎮静化させる

2 リハビリテーション

SST（社会生活技能訓練）
認知行動療法　など

日常生活や社会生活で生じる困難を克服し、希望をもって社会復帰をめざす

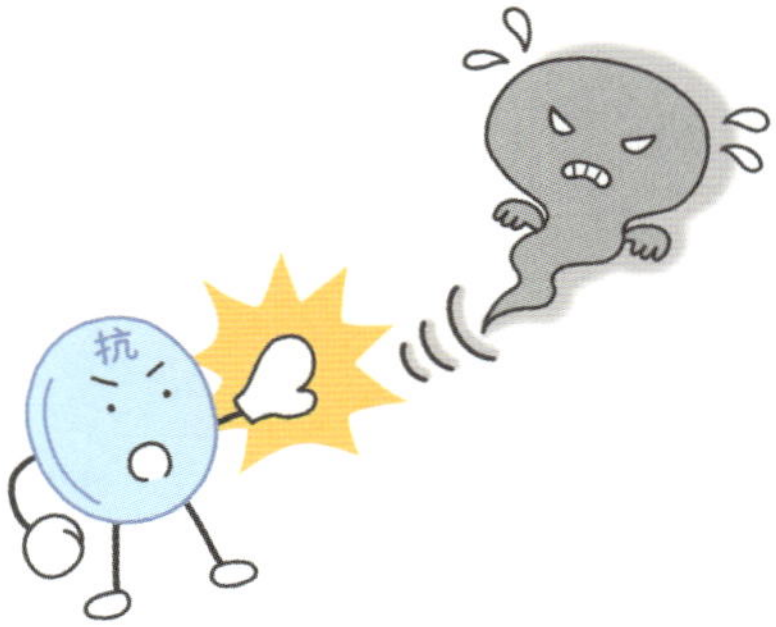

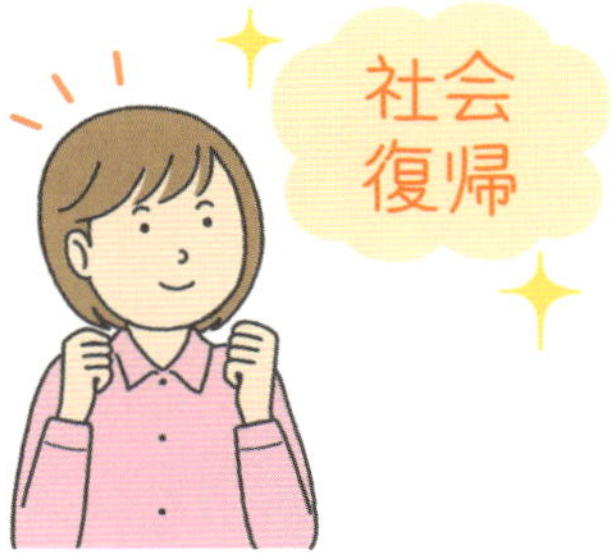

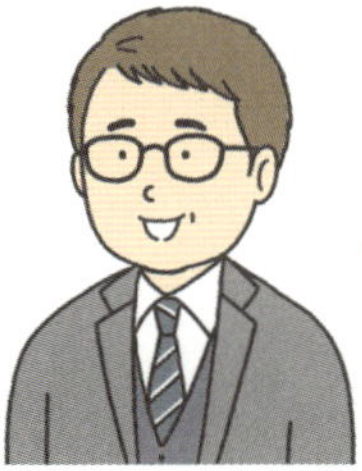

薬物療法とリハビリテーション、**どちらが欠けても治療はうまくいきません**

病期による治療方針

統合失調症の治療は、薬物療法とリハビリを中心にしながら、生活環境の見直しや休息などを、経過に合わせて取り入れます。

●前駆期（前兆期）

この段階に受診するケースは少なく、受診した場合でも統合失調症と診断するのは困難です。そのため、統合失調症の可能性も考慮に入れ、定期的な経過観察とストレス軽減のための環境調整を行います。また、患者さんが訴える症状への対処療法として、睡眠薬や抗不安薬などを処方することもあります。

●急性期

抗精神病薬などの薬により、幻覚や妄想、興奮などの激しい陽性症状をできるだけ早く軽減させます。さまざまな刺激が症状の悪化を招くことがあるため、外出やテレビ、インターネットなどへの接触を控えます。また、睡眠の乱れが起こりやすいことから、夜に寝て昼間は起きているというリズムを回復できるように、睡眠環境を整えます。また、この時期からリハビリを取り入れることで、さらなる症状の改善が期待できます。

●休息期（消耗期）

再発や症状の揺り戻しを防ぐためにも、急性期からの薬物療法を継続します。急性期に消耗したエネルギーを十分に補う必要があるため、本人のペースに合わせてゆっくりと休息します。社会復帰を焦らせることなく、ストレスのない状態で休息がとれるようにします。また、リハビリでストレスに対処する方法などを学び、社会復帰に向けた目標を立てていきます。

●回復期（安定期）

再発予防のために薬物療法は継続しながら、リハビリを通じて社会生活機能やＱＯＬを向上させ、自立した日常生活や社会生活を長く維持できることを目標にします。

病期ごとの治療方針

前駆期（前兆期）

経過観察

必要に応じて睡眠薬や抗不安薬などを処方する。定期的な経過観察、ストレスの軽減などの環境調整を行う

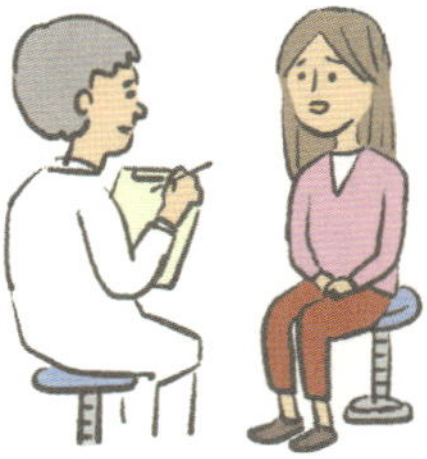

急性期

症状の鎮静化

抗精神病薬で陽性症状を鎮静化させる。補助的に睡眠薬や抗不安薬などを用いることもある

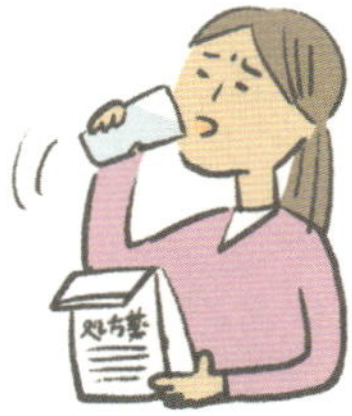

休息期（消耗期）

再発予防サポート

薬物療法は継続しながら、環境調整や精神療法を行う。再発を予防するため、ストレスは最小限におさえる。リハビリなどで認知機能の改善をはかる

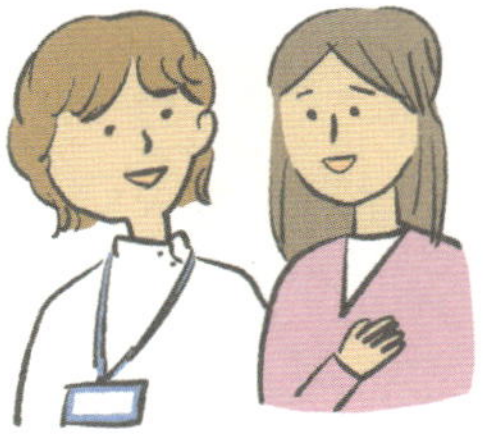

回復期（安定期）

リハビリ・QOLの向上

社会生活機能を高め、QOLを向上させるためのリハビリを行い、社会復帰をめざす

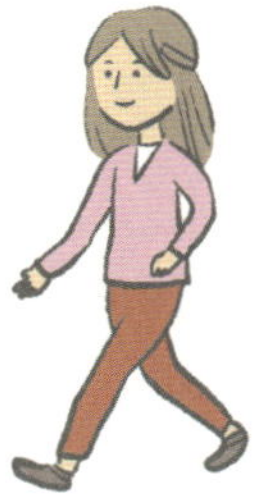

入院治療が必要なケース

現在は、統合失調症は通院で治療するのが一般的ですが、急性期で病状が激しい場合や、著しく治療を拒む場合、自傷・他害*の危険性が高いときなどには、入院治療を検討することがあります。

精神科の入院制度には、「任意入院」「医療保護入院」「措置《そち》入院／緊急措置入院」「応急《おうきゅう》入院」があり、任意入院以外は本人の意思や同意にもとづかない強制的な入院です。入院が必要になった場合、患者さんに対し、主治医が精神保健福祉法の規定する手順に沿って、入院すべきことを説明（告知）します。本人が拒否し、どんなに説得しても同意を得られない場合は、家族が同意すれば入院が可能になる「医療保護入院」の告知書を本人に渡します。

入院治療では、投薬などの治療をスムーズに進められるだけでなく、仕事や学業などの社会的義務や対人関係から一時的に開放されることで、心身を休められるようになります。また、入院治療は、家族にとってもメリットがあります。患者さんの入院中には、家族の疲労を取り除き、患者さんとのかかわり方を見直すこともできるのです。

一方で、入院治療には「施設病」という弊害もあります。これは「ホスピタリズム」とも呼ばれ、入院している人の社会性や生活能力が、入院期間の長期化によって低下し、退院後に社会に戻る意欲を失ってしまうことをさします。施設病を防ぐ意味でも、急性期の入院期間は短縮傾向にあり、入院患者の70％以上は3ヵ月以内で退院することが可能になっています。

なお、ご家族が患者さんと入院治療について話すときに、後ろめたさから「入院は1日だけだから」などと嘘をついてしまうことがあります。しかし、嘘は一時しのぎにしかなりません。「あなたの苦しみは、入院でしっかり治すべきだと思う」と率直に話せば、わだかまりを生まずに済むでしょう。

用語解説

他害　殺人・傷害・暴行・器物破損・放火など、他人の生命や財産に害をおよぼす行為のこと。

入院の形態はさまざま

本人の同意がある

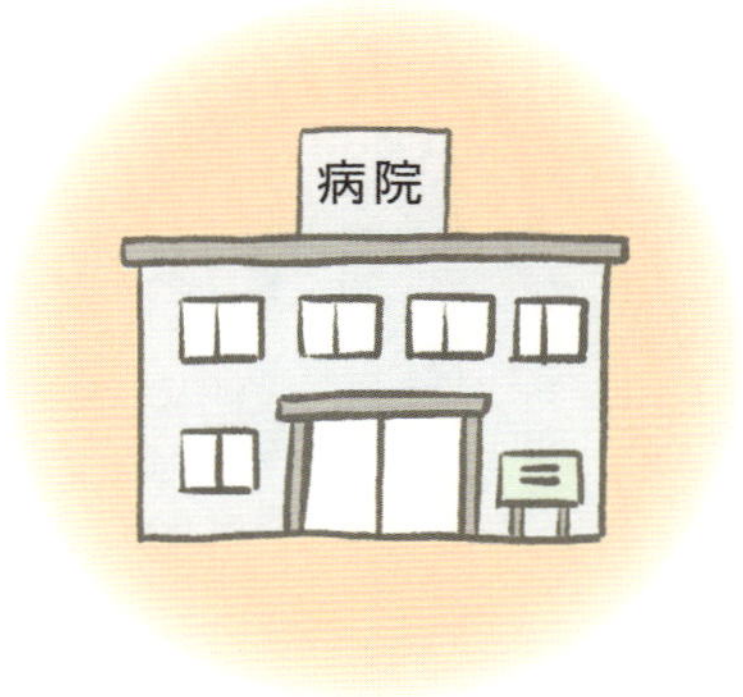

任意入院

本人が入院の必要性を正しく理解し、本人の意思で行う入院。原則として、本人の希望があり、医師が許可すれば、自由に退院することができる

本人の同意がない

医療保護入院

本人が入院を拒んだ場合、本人の同意がなくても、精神保健指定医が診察して入院が必要と判断すれば、家族の同意に基づいて入院させることができる

措置入院

自傷、他害、自殺のおそれがある場合、警察官などが都道府県知事に通報し、行政の権限で強制的に入院させることができる。通常2名の精神保健指定医が診察を行い、入院が必要と判断された場合に入院となる。退院するには、都道府県知事の「措置解除」が必要

緊急措置入院

緊急を要し、措置入院にかかわる手続きが間に合わないとき、1名の精神保健指定医の診察・判断によって入院させることができるが、期限は72時間以内と決められている。72時間以内に、2名の精神保健指定医が再度診察を行い、措置入院に切り替えなければならない

応急入院

本人に意識障害や昏迷などがあり、精神保健指定医が緊急入院が必要と判断した場合、本人や保護者の同意がなくても入院できる（家族と連絡がとれない場合など）。期限は72時間以内で、応急入院指定を受けた病院に入院させることができる。

入院～退院の経過

精神科病棟での入院治療は、主に「服薬」「医師の診察（精神療法）」「看護師によるケア」「リハビリテーション」の4つが行われます。また、精神科病棟には、病棟への出入りが自由にできる構造の「開放病棟」と、病棟の出入り口が常時施錠されている「閉鎖病棟」があります。

開放病棟は、任意入院の患者さん、つまり患者さんの同意のもとで入院する場合の病棟です。基本的には一般病棟と同じ構造で、患者さんの出入りは自由ですが、セキュリティのために、夜間は出入り口が施錠されていることが多いです。

一方で閉鎖病棟は、本人の同意を得ない強制入院（措置入院や医療保護入院など）の患者さんが入る病棟です。自殺のおそれがある場合や、自分の行動をコントロールできない場合には、閉鎖病棟のなかにある「保護室（隔離室）」という個室に入院することもあります。

統合失調症で入院する患者さんは、急性期であることがほとんどで、激しい症状が生じています。そのため、入院当初は、抗精神病薬を中心とした薬物療法と、十分な睡眠時間の確保を行い、疲労・消耗した心身を回復できるようにします。

休息期（消耗期）に入ると、陽性症状は治まるものの、病状の一進一退が続きます。まずは急性期に失われたエネルギーを蓄えられるよう、安息と静養を中心にした療養を行い、生活のリズムを整えます。身のまわりのことを自主的に行えるようにし、無理のない範囲でリハビリを開始します。

回復期（安定期）に入ったと確認されたら、SST（社会生活技能訓練）や作業療法などのリハビリに取り組み、外出・外泊を試しながら退院の準備をします。このような流れで入院治療を行い、順調にいけば、多くの患者さんが3ヵ月ほどで退院できるまでに回復します。

入院から退院まで

精神科の病棟は強制入院の患者さんが入る「閉鎖病棟」と任意入院の患者さんが入る「開放病棟」がありますが、退院までの流れはほぼ同じです。

① 疲労・消耗した脳を休ませる

脳の過剰な働きを抑えるため、抗精神病薬での薬物療法と、睡眠時間の確保が中心

② エネルギーを蓄える

安息、静養が中心。生活リズムを整え、身の回りのことが少しずつできるようにする

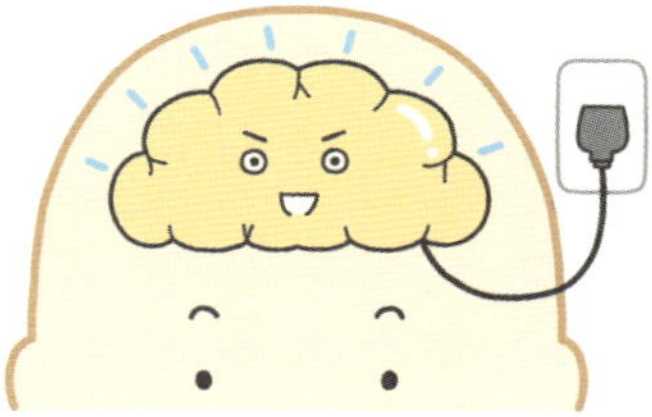

③ リハビリなどで退院の準備

作業療法やSST（社会生活技能訓練）などを行ったり、外出・外泊を試したりする

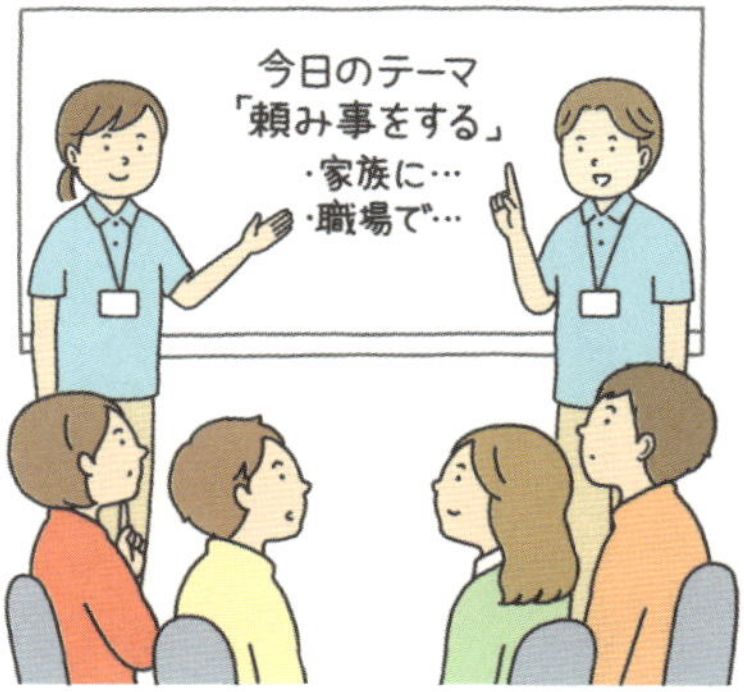
今日のテーマ
「頼み事をする」
・家族に…
・職場で…

急性期の薬物治療

抗精神病薬を用いての治療

統合失調症の急性期には、薬物療法を中心とした治療を行います。「統合失調症という〝心の病気〟を、なぜ薬で治そうとするのか」と思われるかもしれませんが、第1章で説明したとおり、統合失調症は身体の一部である脳の機能に障害が生じる病気です。幻覚や妄想をはじめとした統合失調症の症状は、その脳の機能の障害が招いています。そう考えると、統合失調症は身体的な病気ともいえるため、一般的な疾患同様に服薬で治療が可能なのです。

ただし、脳の不調は、ほかの身体的な疾患とは異なり、再発をくり返しやすいのが特徴です。再発を防ぐ意味でも、統合失調症の薬物療法は長期にわたって続ける必要があり、加えてリハビリや精神療法（P94～97参照）などで、生活や言動、考え方の見直しを行う必要があります。

急性期の薬物療法では、主に「抗精神病薬」を用います。これは、中枢神経系（脳・脊髄）に作用する薬で、精神機能に変化をもたらします。抗精神病薬は、従来型の「定型抗精神病薬」（第一世代・P84～85参照）と、それを進化させた「非定型抗精神病薬」（第二世代・P86～87参照）の二つに大きく分けられます。両者を合わせて30種類ほどの抗精神病薬が認可されており、錠剤や注射剤など、さまざまなタイプがあります。それぞれ効果や副作用が異なるため、医師が治療のガイドラインや経験則などに照らし合わせて、患者さんに合った薬を選びます。とはいえ、最初に処方された薬が必ずしも合うとは限りません。思うような効果が得られない場合や、副作用が強い場合には、何度か処方薬を変更することもあります。

脳の誤作動を抑える抗精神病薬

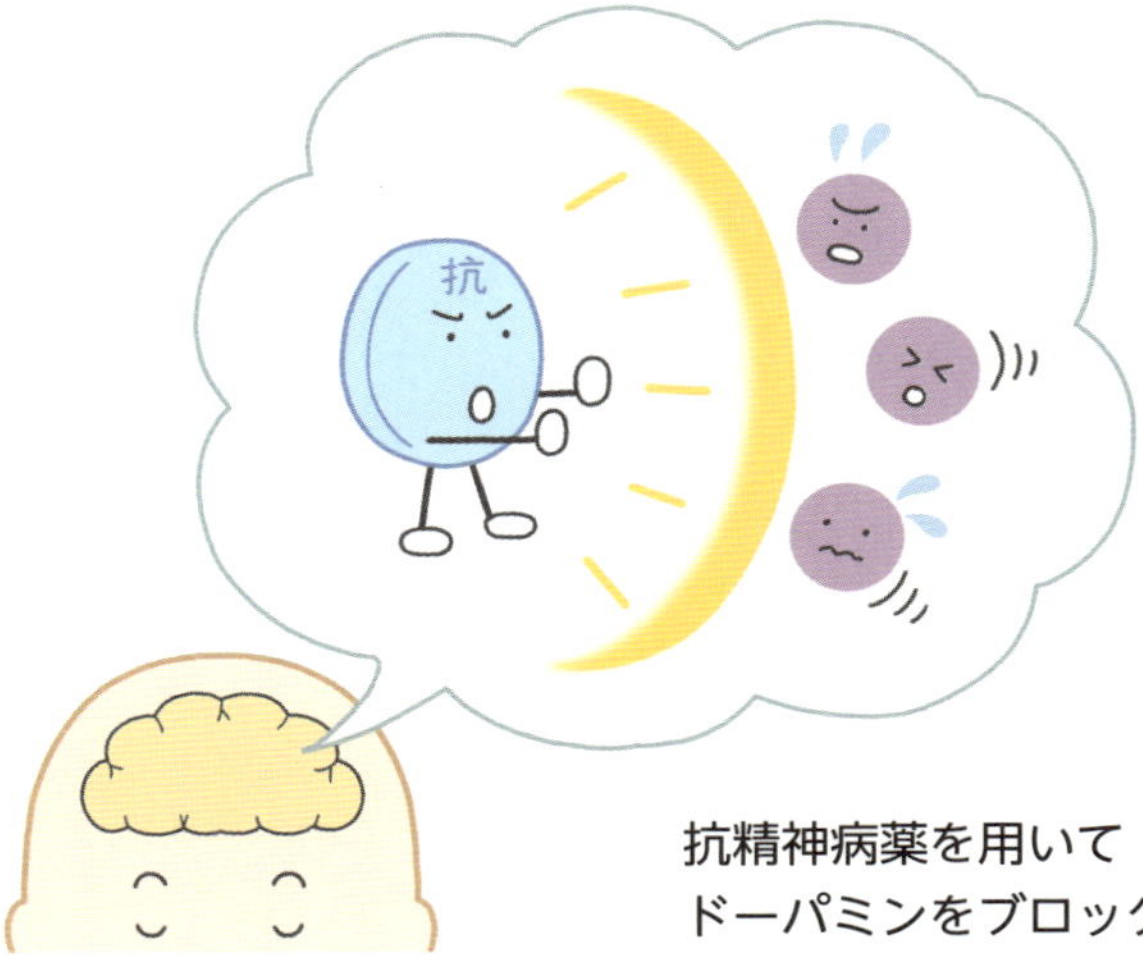

抗精神病薬を用いて
ドーパミンをブロックする

おもな3つの作用

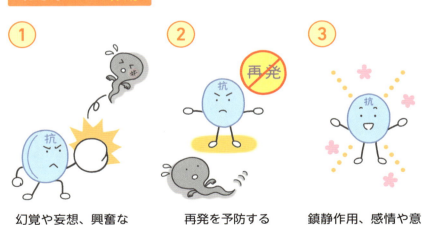

①

幻覚や妄想、興奮などの陽性症状を改善する

②

再発を予防する

③

鎮静作用、感情や意欲の低下（陰性症状）を改善する

定型抗精神病薬

定型抗精神病薬は、統合失調症や躁《そう》病、境界性パーソナリティ障害といった精神疾患の治療に用いられる抗精神病薬のなかでも、「クロルプロマジン」や「ハロペリドール」を代表とする薬のことです。抗精神病薬においては、いち早く1950年代に開発されたことから、「第一世代」に分類されています。定型抗精神病薬は、脳内で神経伝達物質のドーパミンが過剰に放出されたり、ドーパミンに対して過剰に反応したりすることが症状を引き起こすと考える説（P22〜23参照）にもとづいたもので、ドーパミンの受容体を遮断することで、神経伝達物質のバランスを調整します。その結果、幻覚や妄想、興奮、昏迷、支離滅裂、拒絶など、急性期の陽性症状を抑制できる薬です。ただし、このバランスの調整には少々時間がかかるため、服用すればすぐに効果が現れるものではありません。

定型抗精神病薬のなかの、「フェノチアジン系」というグループの薬（クロルプロマジンなど）は、ドーパミン以外の神経伝達物質の受容体にも働き、鎮静作用が強いのが特徴です。また、「ブチロフェノン系」というグループの薬（ハロペリドールなど）は、ドーパミンの受容体に集中的に働くタイプで、鎮静作用は比較的少ないものの、幻覚や妄想に対して効果を発揮します。

しかし、これらの薬はすべての人に効果がみられるわけではありません。また、陰性症状や認知機能障害にはあまり効果がみられないうえに、これらの症状をかえって悪化させてしまうこともあります。また、統合失調症の発症と無関係な部分のドーパミンの受容体が遮断されると、副作用の原因にもなります。たとえば、遮断が黒質（中脳の一部を占める神経核）で起こると、パーキンソン病のような症状の「パーキンソニズム」が、下垂体で起こると「高プロラクチン血症」が生じることがあります。

用語解説　**デポ剤**　持続性注射剤のことでLAIともいう。１回の注射で効果が２〜４週間持続するので、薬の飲み忘れや飲み間違いを防ぐことができる。

おもな定型抗精神病薬

● 陽性症状を抑える作用が強いタイプ

一般名(成分)	商品名	特徴
ハロペリドール	セレネースなど	幻覚、妄想、興奮、混乱に強い効果がある(デポ*剤もあり)
フルフェナジン	フルメジン	幻覚、妄想、興奮、混乱に強い効果がある(デポ*剤もあり)
ブロムペリドール	ブロムペリドール	幻覚、妄想、興奮、混乱に強い効果がある

● 鎮静作用が強いタイプ

一般名(成分)	商品名	特徴
クロルプロマジン	コントミンなど	神経の高ぶりを抑え、気分を落ちつかせる。催眠効果もある
レボメプロマジン	レボトミン、ヒルナミンなど	神経の高ぶりを抑え、気分を落ちつかせる。催眠効果もある
プロペリシアジン	ニューレプチル	強い不安感や混乱状態を鎮める。催眠効果もある

● 精神機能賦活作用が強いタイプ

一般名(成分)	商品名	特徴
スルピリド	ドグマチールなど	低用量では抑うつ作用、高用量では陽性症状を抑える作用がある
モサプラミン	クレミン	気分の停滞を改善し、意欲を高める

非定型抗精神病薬

非定型抗精神病薬は、日本では1996年以降に発売された抗精神病薬です。「非」定型抗精神病薬と呼ばれるのは、主に中脳辺縁系でのドーパミンの働きを阻害することに限定された効果を発揮する定型抗精神病薬とは作用が異なるためで、こちらは「第二世代」と呼ばれます。

定型抗精神病薬と同様に、非定型抗精神病薬も中脳辺縁系でのドーパミンの受容体を阻害する作用があり、陽性症状に効果を発揮します。一方で、非定型抗精神病薬には、神経伝達物質であるセロトニンの受容体を阻害する作用も備わっています。ドーパミンの分泌を抑制するセロトニンの作用を阻害することで、中脳皮質系でのドーパミン分泌が増え、陰性症状を改善できるとされています。また、非定型抗精神病薬は、定型抗精神病薬でみられるパーキンソニズムなどの副作用が少ないことから、現在は統合失調症治療の第一選択薬となっています。

非定型抗精神病薬は、単剤で服用することで、効果をもっとも発揮するとされています。また、統合失調症に関連して生じる社会的・日常的な問題については、非定型抗精神病薬を服用してもはっきりとした効果は得られにくいことから、リハビリなどを含めた総合的な治療は必要とされています。つまり、非定型抗精神病薬の効果は高いものの、「特効薬」ではないことを覚えておきましょう。

非定型抗精神病薬で近年処方されることが多いのは、2011年に登場した「パリペリドン」です。体内でゆっくりと溶け出す「徐放剤《じょほうざい》」というタイプの薬で、1日1回の服用で24時間にわたる効果があるとされています。さらに、服薬の習慣がつきにくい人のために、非定型抗精神病薬の一つである「エビリファイ」の持続性注射剤（LAI）があります。これは筋肉注射をすることで、効果が2～4週間ほど持続するものです。

非定型抗精神病薬の３つの分類

●セロトニンとドーパミンの働きを遮断

SDA セロトニン・ドーパミン遮断薬

一般名（成分）	商品名	特徴
リスペリドン	リスパダールなど	●陽性、陰性症状の両方に効果がある ●とくに陽性症状に対しては、強力な作用を示す
パリペリドン	インヴェガ	●陽性、陰性症状の両方に効果がある ●意欲減退や感情鈍麻や認知機能の改善も期待できる
ペロスピロン	ルーランなど	●陽性、陰性症状の両方に効果がある ●不安や抑うつの改善効果も期待できる
ブロナンセリン	ロナセン	●陽性、陰性症状の両方に効果がある ●陽性症状の改善効果が特に高い

●さまざまな神経伝達物質の受容体を遮断

MARTA 多元受容体作用抗精神病薬

一般名（成分）	商品名	特徴
クエチアピン	セロクエルなど	●陽性、陰性症状の両方に効果がある ●とくに陰性症状に対する効果に優れている ●陽性症状に対する効果は低め
オランザピン	ジプレキサなど	●陽性、陰性症状の両方に効果がある ●とくに陰性症状に対する効果に優れている ●陽性症状に対する効果は低め
クロザピン	クロザリル	●既存の薬が効かない症例にも有効 ●命にかかわる重篤な血液障害、糖尿病、心筋炎などを引き起こす危険があるので、最終選択肢として治療抵抗性統合失調症に限り適用となる ●指定施設での入院治療が必要

●ドーパミンのバランスの調整

DSS ドーパミン部分作動薬

一般名（成分）	商品名	特徴
アリピプラゾール	エビリファイなど	●陽性症状（幻覚、妄想、興奮など）と陰性症状（感覚鈍麻、意欲低下、自閉など）の両方に効果がある ●とくに気分を安定させる効果が高い

抗精神病薬の副作用

抗精神病薬は、統合失調症に効果がある反面、副作用も現れやすいとされています。とくに定型抗精神病薬では、「錐体外路《すいたいがいろ》症状」と呼ばれる副作用がおこりやすいことがわかっています。

私たちが意識的に体を動かそうとするとき、「錐体路」という神経の経路によって、運動の指令を大脳皮質から筋肉に伝えています。一方で、錐体路で伝える以外の、無意識のうちの運動（反射やバランスをとることなど）を筋肉に伝える神経の経路が、「錐体外路」です。私たちがふだん、何気なく歩いたり座ったりできるのも、この錐体外路を経由して筋肉の緊張を調節しているおかげです。

定型抗精神病薬による副作用では、この錐体外路に障害が生じる錐体外路症状が引き起こされ、何気ない動作をスムーズに行えなくなります。錐体外路症状では、手の震えや筋肉の硬直が起こる「パーキンソニズム」や、眼球が上を向いたり、舌が突出したりと、動作や姿勢に異常が起こる「急性ジストニア」、手足がむずむずして、じっと座っていられなくなる「アカシジア（静座不能症）」などの症状が現れます。これらの錐体外路症状は、抗パーキンソン病薬を併用することで改善できます。

一方で非定型抗精神病薬は、長期間にわたって服用し続けることを前提に開発されているため、錐体外路症状は生じにくく、全体として副作用は少ないとされています。ただし、非定型抗精神病薬の一種である「オランザピン」「クエチアピン」は、体重を増加させる副作用があり、血糖値を上昇させて2型糖尿病の発症に関与するという指摘があり、糖尿病の人や、糖尿病の既往歴がある人への投与は禁止されています。

なお、統合失調症の薬は、いずれも安全性が確認されており、長期間使用しても依存症が生じることはありません。

おもな副作用

抗精神病薬はいろいろな副作用が現れやすく、なかでも特徴的なのは「錐体外路症状」です。

錐体外路症状

無意識のうちに筋肉の緊張を調節する「錐体外路」が阻害されると、以下のような症状が現れる

パーキンソン症状

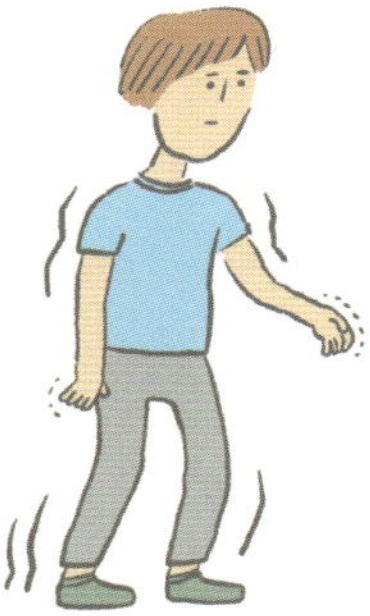

手のふるえ、無表情、動作がゆっくりになる、動作が硬直する

急性ジストニア

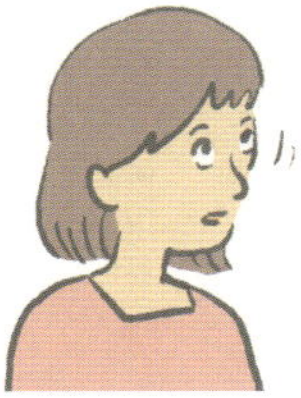

眼球が上に向く、舌が突出する、首が傾斜するなど、動作や姿勢に異常が起こる

アカシジア

じっとしていられず、絶えず体を動かす

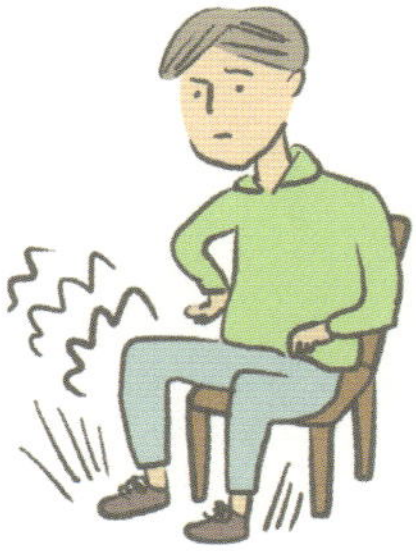

その他の副作用

代謝系

- 体重増加
- 脂質異常症
- 糖尿病（高血糖）

自律神経系

- 口の渇き
- 便秘
- 立ちくらみ
- 失神
- 頻脈
- 発汗過多
- 排尿障害など

ホルモン系

- 月経異常
- 乳汁分泌
- 性欲減退
- 勃起不全
- 女性化乳房

悪性症候群

- 突然の高熱
- 発汗
- 筋肉の萎縮
- 意識障害

副作用の症状がみられたら、直ちに主治医または薬剤師に相談する。自己判断で薬を減らしたり、中断しないこと

補助的に使用する治療薬

統合失調症の薬物療法では、抗精神病薬以外にも、それぞれの症状を改善するために補助的な薬を処方することがあります。

たとえば、不眠がある場合には睡眠薬（睡眠導入剤）が処方されます。統合失調症の急性期には、興奮によって不眠が生じやすくなります。不眠は統合失調症自体の症状を悪化させるだけでなく、生活のリズムを狂わせ、社会復帰を困難にさせる要因となり得るものです。そこで、睡眠時間を確保し、症状の悪化や生活のリズムを回復させるために、睡眠薬は処方されます。

抗不安薬は、不安や緊張をやわらげるために処方される薬で、「ジアゼパム」という薬が代表的です。抗不安薬は、統合失調症の症状によって「人に見張られている」などと思い、そこから生じる不安に対してではなく、将来について感じる不安や、社会復帰をする際に感じる緊張など、精神病性ではない不安・緊張を減らすために処方されます。

統合失調症によってうつ症状がみられた場合には、抗うつ薬が処方される場合があります。抗うつ薬は、抗精神病薬とは反対に興奮を促す作用があるため、陽性症状が出ている急性期に使用することはほとんどありませんが、休息期（消耗期）などに意欲や感情の低下などの症状がみられたときには処方されます。

気分が高ぶっている状態（躁状態）とうつ状態が混在しているような場合には、気分安定薬が処方されます。日本では主に「炭酸リチウム」が使われますが、吐き気やめまい、手の震えなどの副作用が出ることがあるため、定期的に血液検査を受けて、血中のリチウム濃度を確認する必要があります。

ほかにも、抗精神病薬の副作用の一つであるパーキンソニズムに対しては、抗パーキンソン病薬が用いられます。

併用することが多い薬

睡眠薬

十分な睡眠がとれないときに使う

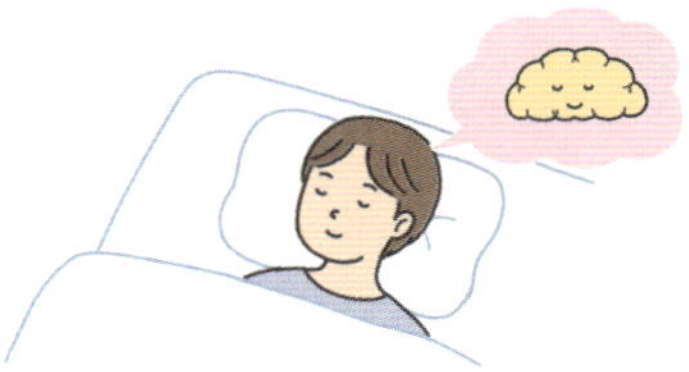

抗不安薬

不安やイライラが強いときに。神経伝達物質GABAに作用して、脳の興奮を抑える

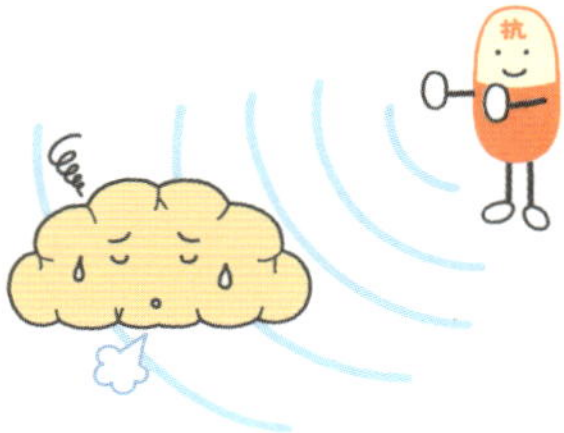

抗うつ薬

セロトニンとノルアドレナリンの働きを高め、抑うつ気分を軽減させる

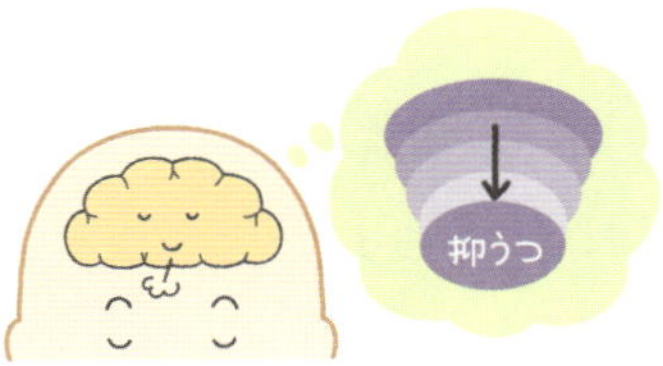

気分安定薬

極端な気分の波を安定させる。「リチウム」がよく使われるが、量が多すぎると手のふるえやめまいが起こることがある

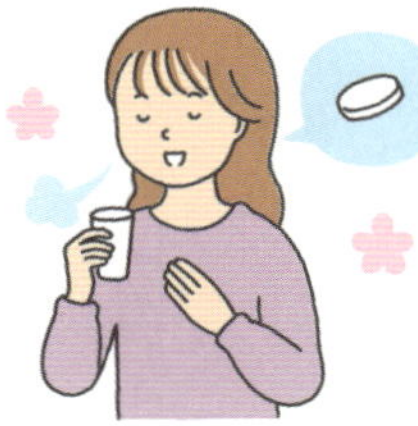

抗パーキンソン病薬

錐体外路症状（P88）に対して併用することがある

脳に電流を流す「通電療法」

統合失調症の治療法の一つである「通電療法」は、左右のこめかみにつけた電極を通じて脳に電流を流し、障害を受けた脳の機能を回復させようとする治療法です。薬の効かない難治性のうつ病や、自殺のリスクが高いうつ病では、第一選択の治療法になっています。通電療法は即効性が高いことから、統合失調症でも、急性期の症状が強く、薬の効果が得られない場合や昏迷の症状が強い場合、自殺の危険性が高い場合などに実施が検討されます。

有効な抗精神病薬がなかった時代には、通電療法は精神疾患の治療に多く用いられていました。また、人為的に脳にけいれん発作を生じさせていたため、患者さんの状態によっては、血圧の上昇や急な動きによる骨折の危険が伴うこともありました。しかし現在は、筋弛緩剤《きんしかんざい》によって全身のけいれんを防ぎ、安全に実施できるようになっています。

治療は、全身麻酔のうえで行います。麻酔が効いたあとに筋弛緩剤を投与したら、額とこめかみのあたりに電極パッドを付け、100ボルト程度の軽い電流刺激を10秒間ほど加えます。何回実施するかについては厳密には決まっていませんが、週に2~3回、合計で6~12回を1クールとして行います。

通電療法は非常に有効で、抗精神病薬の服用時のような副作用もありません。即効性もあり、十分な効果がある治療法といえますが、その効果は長く続きません。一度症状が改善しても、数ヵ月で再発することが多く、再発予防のためには薬物療法を行う必要があります。

また、通電療法後に頭痛や筋肉痛などの症状が現れることがありますが、いずれも一時的なものです。治療前後の記憶が薄れる「逆行性健忘」が生じることもあり、こちらは数週間続くことがあります。

なお、通電療法を受けるときは、必ず本人および家族の同意が必要です。

脳を刺激する通電療法

筋弛緩剤を用いるので、けいれんを起こさずに行えます。

① 額やこめかみに電極パッドを貼る

↓

② 全身麻酔と筋弛緩剤を投与

↓

③ 電極パッドから100ボルト程度の軽い電流を５～10秒間流す

通電している間、医師が患者の様子を見守る

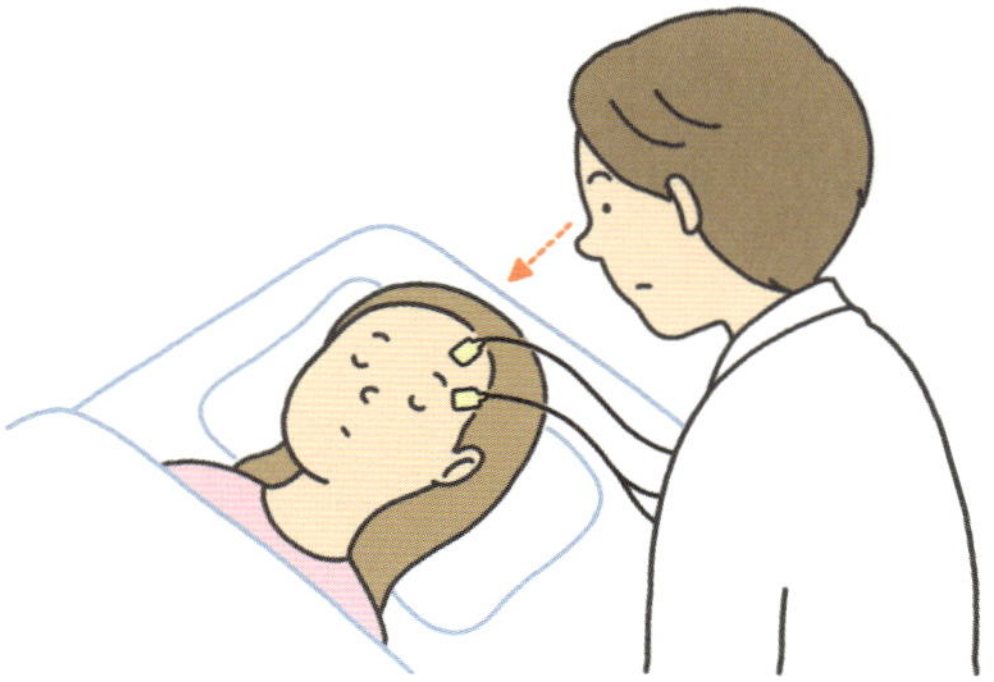

↓

④ モニターで脳の活動を確認

１日１回、週に２～３回
合計6～12回を１クールとして行う

心を治療する精神療法

「心＝脳」とは言い切れない

統合失調症をはじめとする精神疾患は、「心の病気」と呼ばれることがあります。そして、その「心」とは、脳の働きによって現れるものであり、つまり統合失調症は脳の誤作動が原因になっている――このような知識を、インターネットなどの情報で知り、理解されている方が増えつつあります。統合失調症の患者さんやそのご家族も、受診前にはすでにインターネットなどで情報を手に入れ、病気について理解を深められていることが多いものです。

しかし、「心＝脳」であるとか、「脳の変調さえ治療すれば、精神疾患は治る」と考えるのは、100％正しいとはいえません。抗精神病薬によって脳の機能を回復させたとしても、統合失調症が完治し、症状がまったく生じなくなるかといえば、そうではないのです。

44ページで説明したように、統合失調症の症状は、孤独や焦りといった苦しみから本人を守っていたり、心のバランスを保つ役割をしていたりすることがあります。この場合、脳の機能が回復していても、苦しみを生み出している根本的な要因を改善しない限り、統合失調症の症状がなくなることはありません。つまり、統合失調症で「治す」べきものには、脳の機能だけでなく、本人の人生観やまわりの環境も含まれるのです。そして、これらを改善しないと、尊厳や自信といった、人間として大切な「心」を治し、取り戻すことはできません。

この「心」のための治療法として用いられるのが、「精神療法」です。精神療法は、本人の生き方や考え方を見直し、気持ちや考えに変化をもたらすものです。

心の問題を解消する精神療法

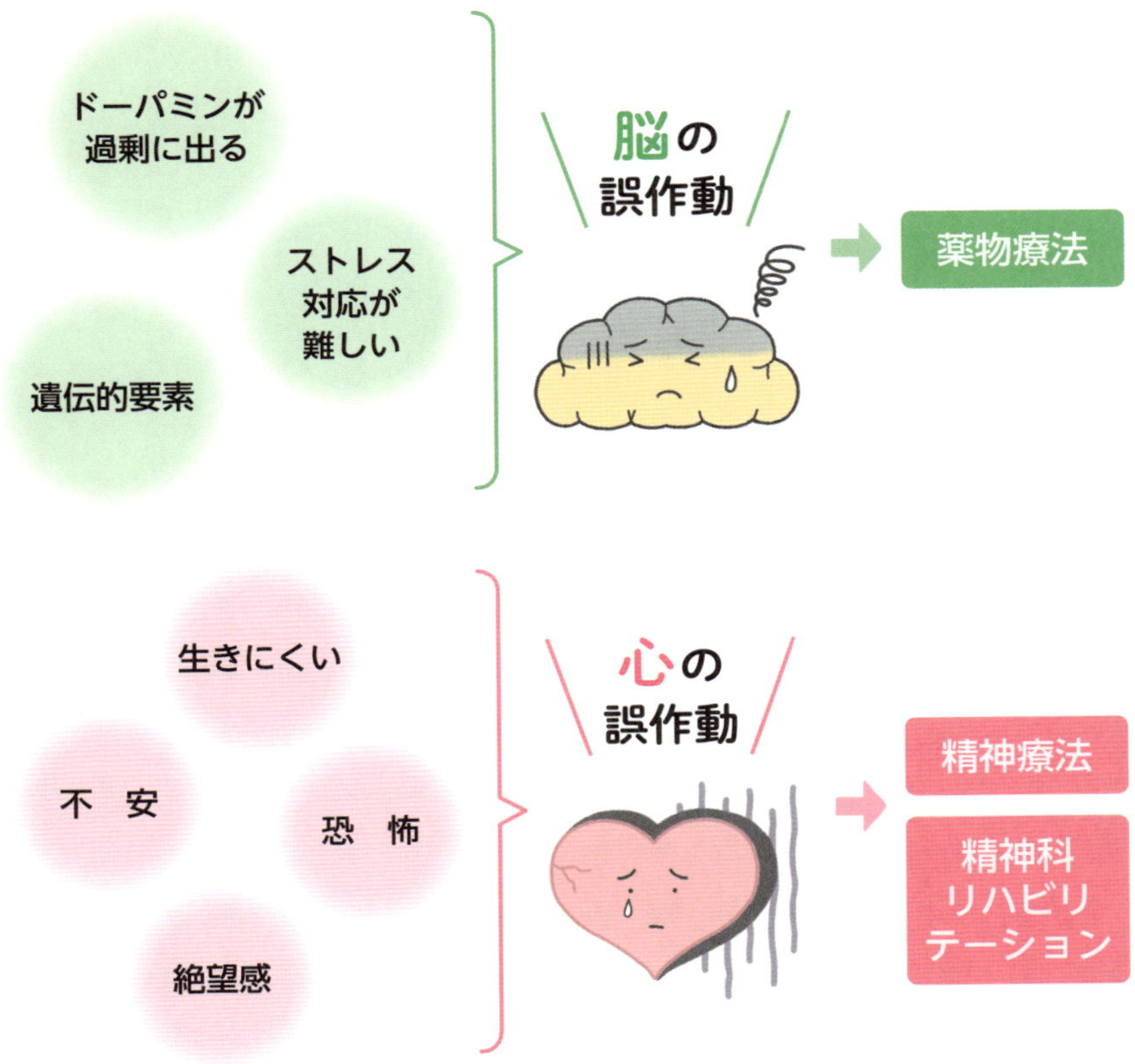

脳の誤作動を正すだけがすべてではありません

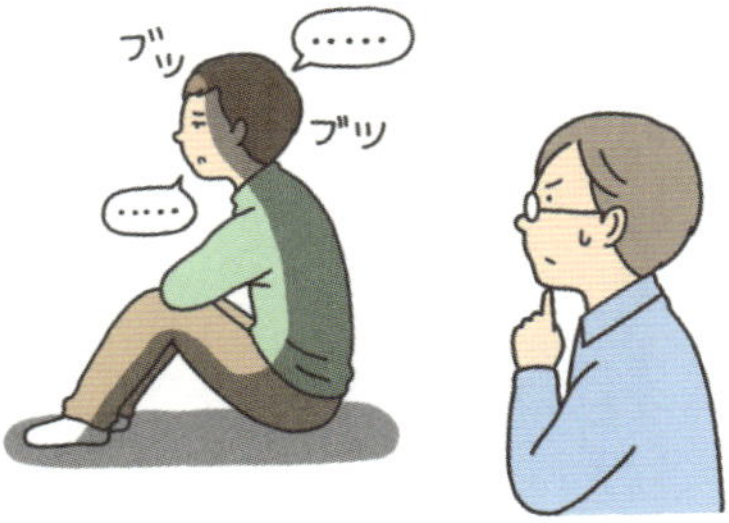

幻覚や妄想は脳の誤作動で起こるのは事実だが、「脳さえ治療すれば治る」わけではなく、心が深くかかわっている。そのため、精神療法は薬物療法と並んで欠かせない

支持的精神療法

心理学的な理論にもとづいて行われる精神療法にはいくつかの種類があり、それぞれで患者さんへのアプローチの方法や技法が異なります。そのなかでも「支持的精神療法」は、その名のとおり、患者さんの気持ちを支えるように接するもので、統合失調症の治療の一環として実施されることの多い精神療法です。

統合失調症で生じる幻覚や妄想などの症状は、自分の悪口が聞こえたり、命の危険を感じたりと、本人にとっては非常に恐ろしい体験なのです。そのため、不安や緊張にさいなまれています。さらに、そのつらさをまわりから理解されず、孤独感を抱えてしまい、さらに症状を悪化させるようにもなります。

支持的精神療法では、患者さんの話を医師やカウンセラーが受け止め、共感や理解しようとする姿勢を示します。そこから本人の不安を解消して気持ちを楽にし、前向きな気持ちになれるように支えます。また、患者さん自身から話をくわしく聞くことで、考え方や行動のパターンを見つけられるようになります。そこで医師やカウンセラーがアドバイスをしたり、本人が解決法に気づいたりすることで、考え方や行動のパターンを変えられるようにサポートします。話を聞く医師やカウンセラーは、患者さんの気持ちやこだわりを非難・否定することはありません。「そのような気持ちやこだわりを抱えざるを得ない事情があるのだな」と考え、共感して受け入れます。

なお、支持的精神療法は、患者さんと医師・カウンセラーとの間に信頼関係がないと成立しません。本人の話をよく聞くこと自体が信頼関係の構築にもつながることから、支持的精神療法は診察・治療の初期から開始され、患者さんとの関係を一歩ずつ構築しながら、継続していきます。

なんでも話せる信頼関係

幻覚や妄想は本人にとっては恐ろしい経験だが、周囲に理解されないことが多く、孤独感がつのる。

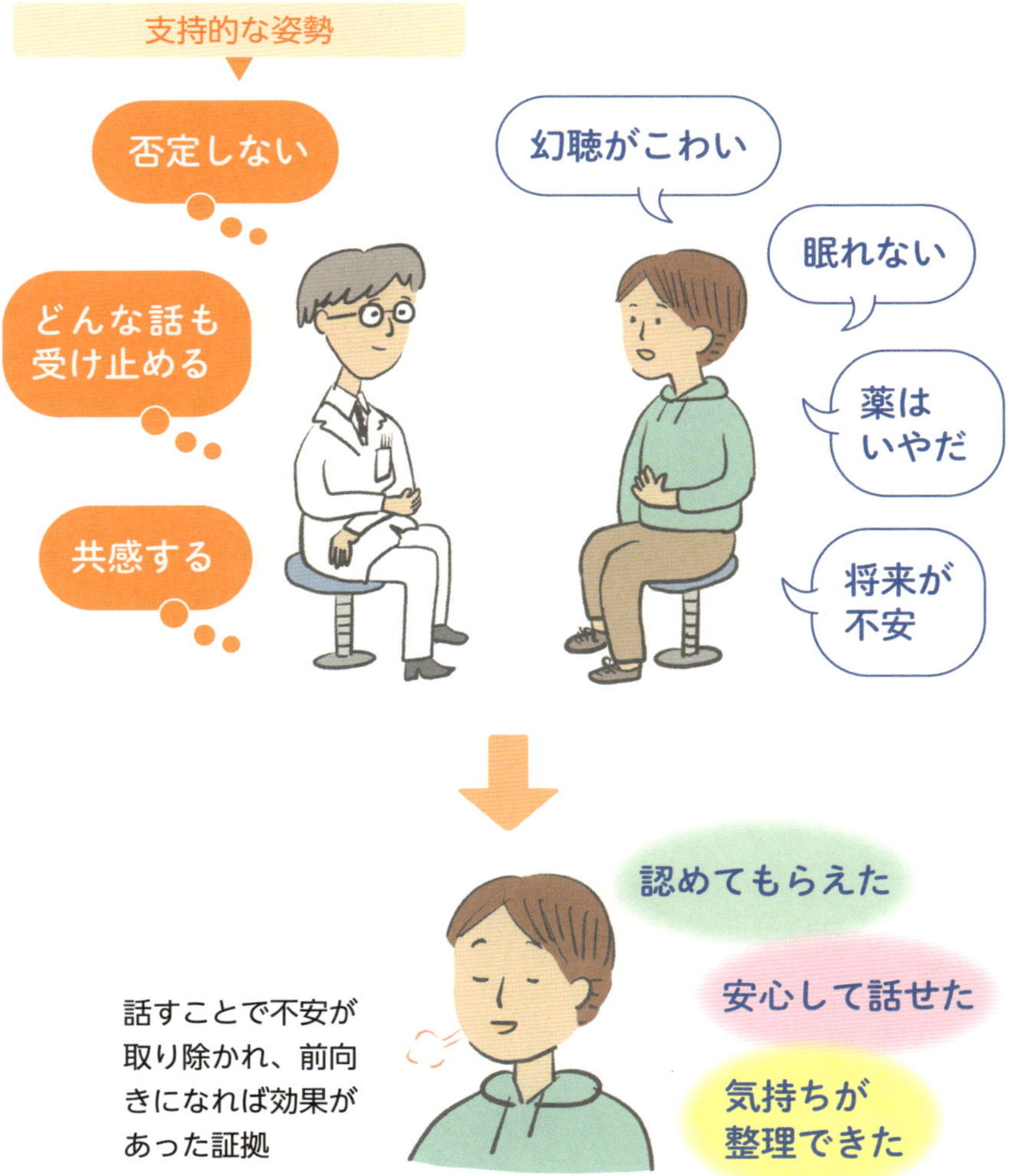

環境調整

人は身のまわりの環境の影響を受けています。本人にとって落ちつける環境であれば、たとえ困難な状況にあっても、ストレスなく過ごすことができます。一方で、他者からみて「恵まれている」「うらやましい」と思える環境であっても、本人がストレスに感じているのであれば、その環境を改善する必要があります。

このように、まわりの環境を変えることでストレスを軽減することを「環境調整」といい、統合失調症の患者さんの症状をやわらげるために用いられる手法です。

統合失調症の診察の際に、医師は「発症の前に環境の変化がなかったか」「家族関係に発症の要因はなかったか」など、本人をとりまく環境について、きめ細かく確認します。すると、幻覚や妄想など、一見「困った症状」であるものが、じつは本人の心を守るために生じていると気づくことがあります。その一例が、44ページで紹介した、「『2階から騒音を立てて嫌がらせをされている』という妄想が、本人の『孤独』という環境から生じた寂しさを軽減していた」という事例です。

このように、発症や症状の悪化には、環境および環境から生じるストレスが大きく関係していることが少なくありません。そのため、ストレスを感じやすい要素をまわりから取り除いたり、ストレスなく過ごせるように環境を整えたりするのも治療の一環といえます。

たとえば、44ページで紹介した、孤独から身を守るがごとく妄想を生じさせていた患者さんは、定期的にヘルパーさんが訪れて会話をするようになると、やがて妄想が消えるようになりました。つまり、環境を整えることが、気持ちの安定につながり、さらにそれが統合失調症の症状の軽減へとつながるようになるのです。

環境を変えると症状が和らぐことがある

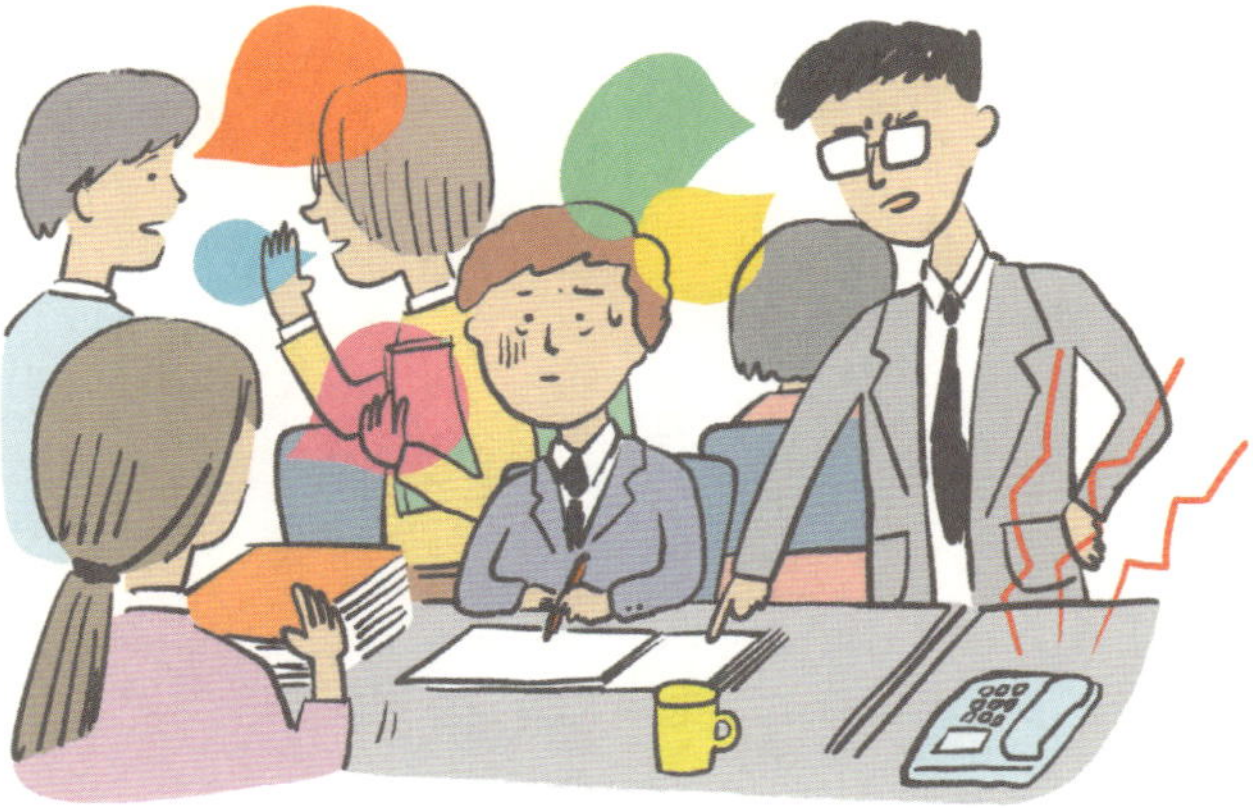

環境の変化や人間関係のこじれ、孤独感が
発症や症状の悪化の原因となることがある

環境を変えると…

環境をより
よいものに
調整していく

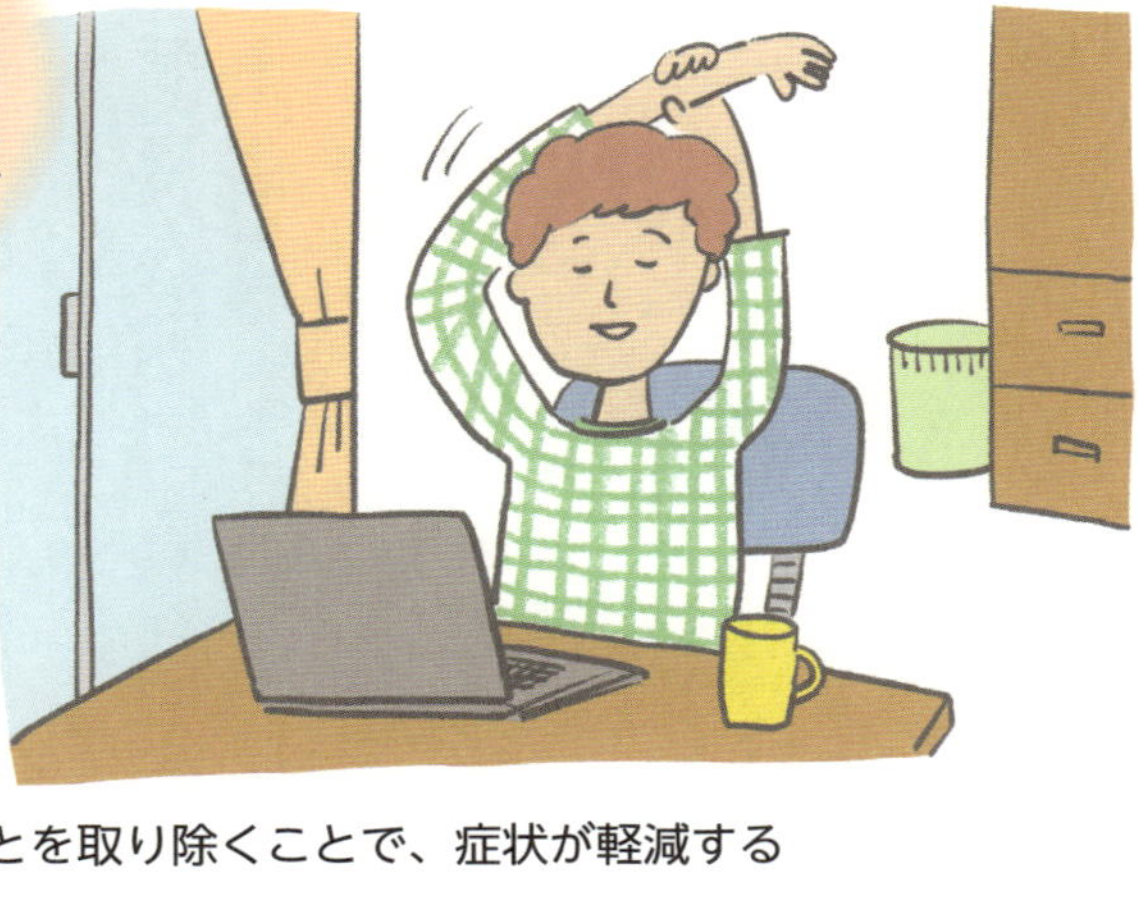

ストレスのもとを取り除くことで、症状が軽減する

急性期における身近な人の対応

幻覚・妄想に振り回されず受け止める

統合失調症の患者さんのご家族は、本人への対応の難しさを感じたり、「どうしてよいかわからない」と思い悩んだりすることも少なくありません。とくに急性期には幻覚や妄想が生じやすく、家族などのまわりの人からすると、突拍子もないことを口にすることもあります。そのため、対応に困り、「そんなことはない」と否定してしまったり、「はいはい、またその話？」などと聞き流してしまったりすることもあるのではないでしょうか。しかし、否定すれば患者さんが反発し、家族内の関係がこじれることもあります。また、聞き流してしまえば、「真剣に聞いてもらえない」と、本人は孤独感を抱きやすくなります。だからといって、本人の言っていることのすべてを受け入れてしまっては、ご家族も幻覚や妄想に振り回されてしまいます。

統合失調症の患者さんへの対応で大切なのは、幻覚や妄想の内容や、話していることそのものではなく、それによって本人がどのような苦痛を感じているかを受け止めることです。幻覚や妄想を現実のものとして感じている患者さんは、常に不安や恐怖にさいなまれています。その状況について、理解するようにしましょう。具体的には、幻覚や妄想については肯定も否定もせず、「そういうものを、この人は実感しているのだ」と客観的に認め、「そうなんだ。それはつらいね」「そういう怖い思いをしたんだね」と、本人のつらい気持ちに寄り添うようにします。ただし、幻覚や妄想を理解しようとして、こと細かく聞き出すのは禁物です。本人が不安や恐怖を思い出すことになり、ますます追い詰められてしまうこともあります。

共感８：否定２の法則

つらさに寄りそう

幻覚や妄想の話の内容は、否定も肯定もしないこと。幻覚や妄想で、本人がつらい思いをしていることに共感する

言葉がけの例

「そうなんだ、それはつらいね」「そんなにいやな思いをしてるんだね」

少しだけ否定

共感しつつ、幻覚や妄想は「私にはわからない」と伝える。「私は」と主語を置くことで、相手のことは否定しないというニュアンスになる

言葉がけの例

「私にはわからないけど」「私には想像が難しいけれど」

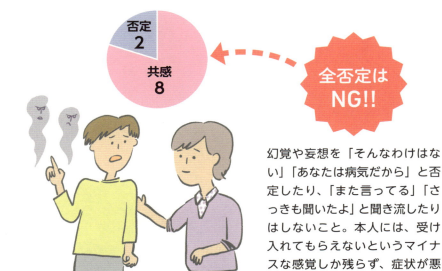

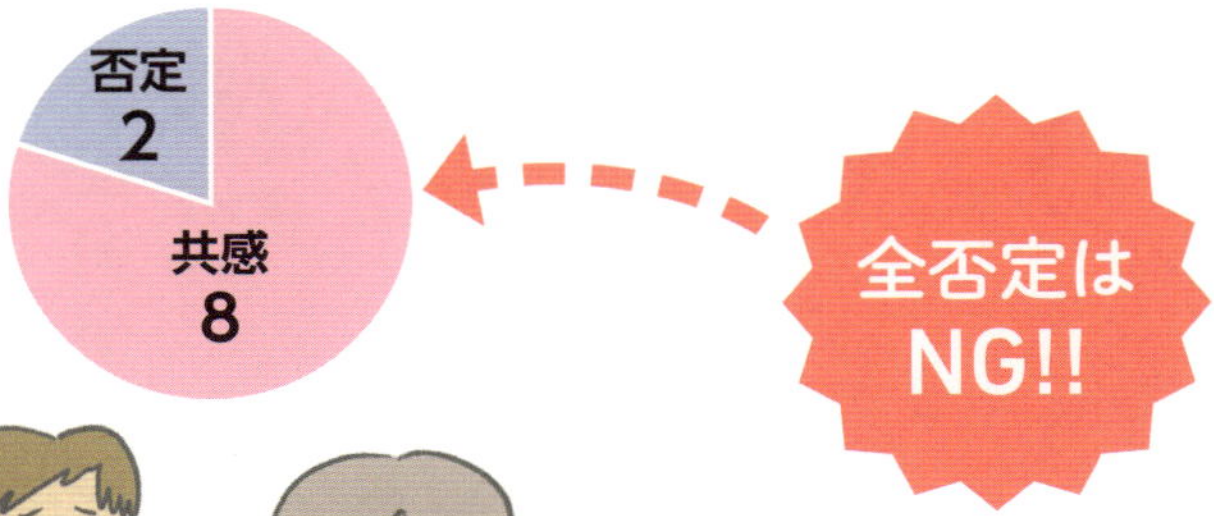

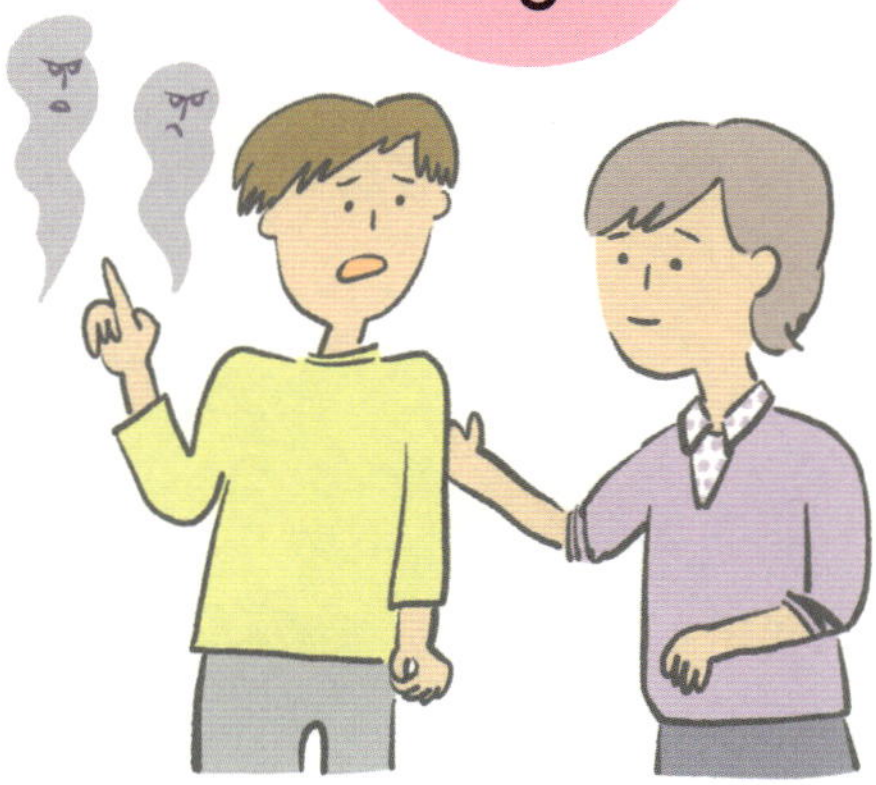

幻覚や妄想を「そんなわけはない」「あなたは病気だから」と否定したり、「また言ってる」「さっきも聞いたよ」と聞き流したりはしないこと。本人には、受け入れてもらえないというマイナスな感覚しか残らず、症状が悪化することもある

暴力には「ダメ」と伝える

統合失調症の患者さんは、まわりの人に対して暴言を吐いたり、暴力をふるったりすることがあります。

統合失調症の患者さんの暴言・暴力には、大きく二つのタイプに分けられます。一つは、幻覚や妄想によって「危険が迫っている」と思い込み、自分を守ろうとしている場合や、暴力を命じる幻聴が聞こえた場合です。このケースでは、まわりの人から頭ごなしに幻覚・妄想を否定・注意されると、かえって反発し、暴力が増えることが多いです。

もう一つの暴力のタイプは、「自分が相手に受け入れられていない」と感じたときに、もどかしさから生じるものです。とくに若年層の患者さんは、この要因から家族に比較的軽い暴力をふるうことがあります。それは、「自分を受け入れてほしい」という気持ちがあるにもかかわらず、家族に否定されたり受け流されたりすることで、「受け入れてもらえない」「見捨てられるのでは」という焦りが生じ、それが暴力として現れると考えられていいます。

統合失調症の患者さんの暴力については、「暴力が生じないようにすること」と「暴力をふるったときの対処」の両面から考える必要があります。まず、暴力が生じないようにするには、本人に対して否定的な態度をとらないことです。本人にとっては「事実」である幻覚や妄想を否定することなく、「その気持ちはわかる」と伝えるようにします。また、暴力をふるったときには、「そんなことをしてはダメだ」とはっきりと伝えます。暴力をなかったことにしたり、ただ受け止めていたりするだけでは、何の対処もしていないのと同じで、暴力を認めることにもなります。

もし、暴力の度合いが強い場合には、「今のあなたのそばにはいられない」と伝え、その場を離れるようにします。また、家族だけで対応できない場合には、警察や医療機関にすみやかに連絡しましょう。

暴言・暴力への対応

自分に危険が迫っていると感じる幻覚や「殴れ」と命令する幻聴の影響から暴力をふるうことがあります。また、受け入れてもらえないことへの焦りから、暴言・暴力につながることもあります。

「だめだ！」とはっきり伝える

病気だから仕方ないと思わずに、「暴言や暴力はいけないことだ」と伝える。毅然とした態度でいることが重要

逃げることも大切

本人も感情がコントロールできなくなることがある。身の危険を感じたときは「今のあなたのそばにはいられない」と言ってその場を離れる。家族だけでは対応しきれないときは、警察や病院に連絡する

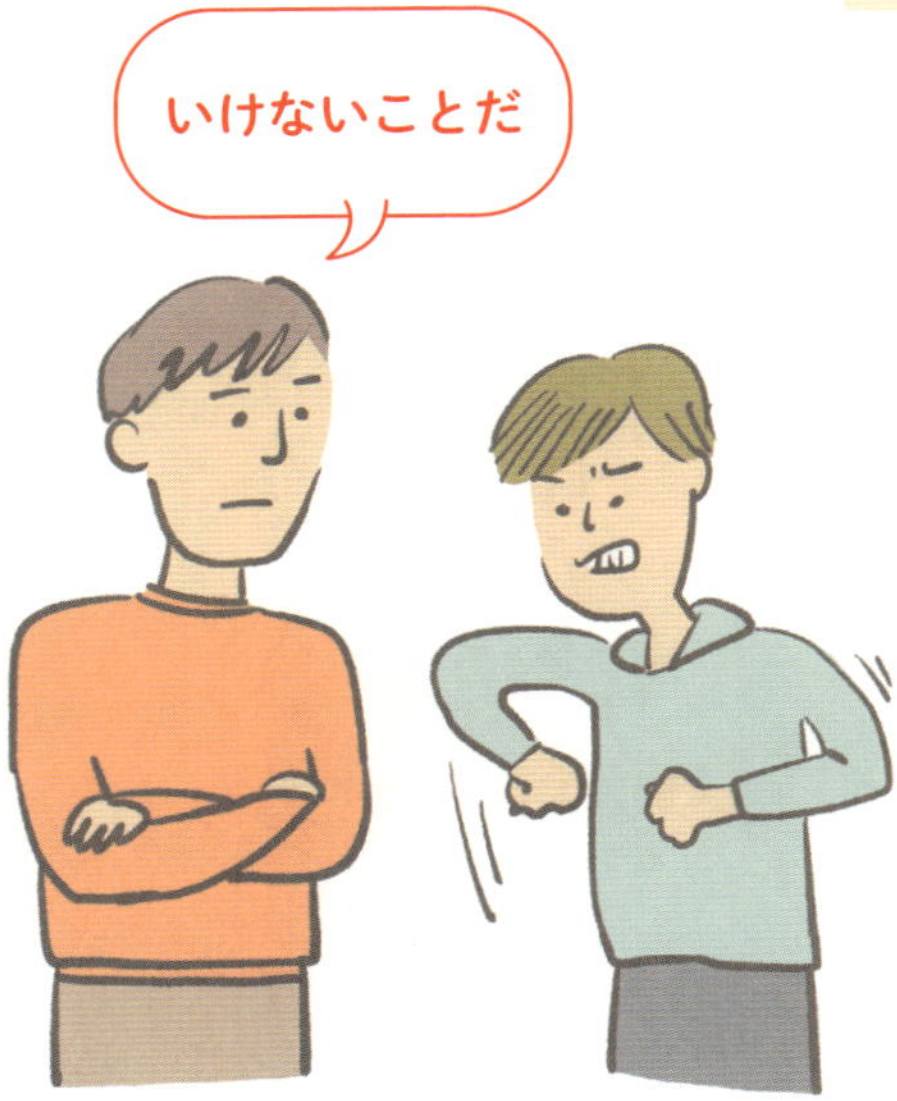

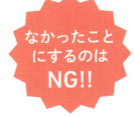

なかったことにするのはNG!!

暴言を吐かれるまま、暴力をふるわれるままにするのは、何も対応しないのと同じ。見て見ぬ振りはせず、次の診察では医師にも報告する

ボーッとしていても責めない

統合失調症の陽性症状が治まると、消耗期に入り、陰性症状が生じ始めます。急性期からは一転して、元気がなくなり、ぼんやりとした様子をみせるようになります。これは、急性期の激しい陽性症状が患者さんのエネルギーを消耗させたことで、心と体を休めようとしている状態といえます。

激しい症状がなくなり、本人も現実感を取り戻すようになるため、家族としては「回復してきたのでは？」と感じるかもしれません。そのため、家で何もせずにぼんやりしていたり、一日中ゴロゴロしていたりすると、「あともう少しがんばれば社会復帰できるのに」「ボーッとしているのは、治そうとする努力が足りないのでは？」などと思ってしまったりするのは当然のことといえます。

しかし、ゴロゴロしたりボーッとしたりしているのは、患者さんが失われたエネルギーを再び蓄えようとしているためです。ここで無理をさせると、またもやエネルギーを消耗してしまい、回復を遅らせることにもなりかねません。

また、まわりが回復を期待すると、患者さんを焦らせてしまい、やはりエネルギーの消耗につながります。そして、本人はただゴロゴロしているように見えても、「この先どうしよう」と悩み、苦しんでいます。

陰性症状が続く消耗期は、ご家族にとってはがまんのしどころです。「今は休む時期なのだ」「ゴロゴロしているのは回復している証」ととらえ、患者さんを休ませることこそが治療であると考えてみてください。この時期のご家族は、通院や服薬を継続するためのサポートに徹しましょう。そして、次にやってくる回復期（安定期）のために、身のまわりのことは本人にやってもらうなど、必要以上に手出しはせず、社会復帰のための足がかりを少しずつつくっていきましょう。

心のエネルギーの充電期間

目に見える症状が落ちつくと、周囲は「もう大丈夫！」と思うかもしれません。しかし、本人の心はまだ不安定です。

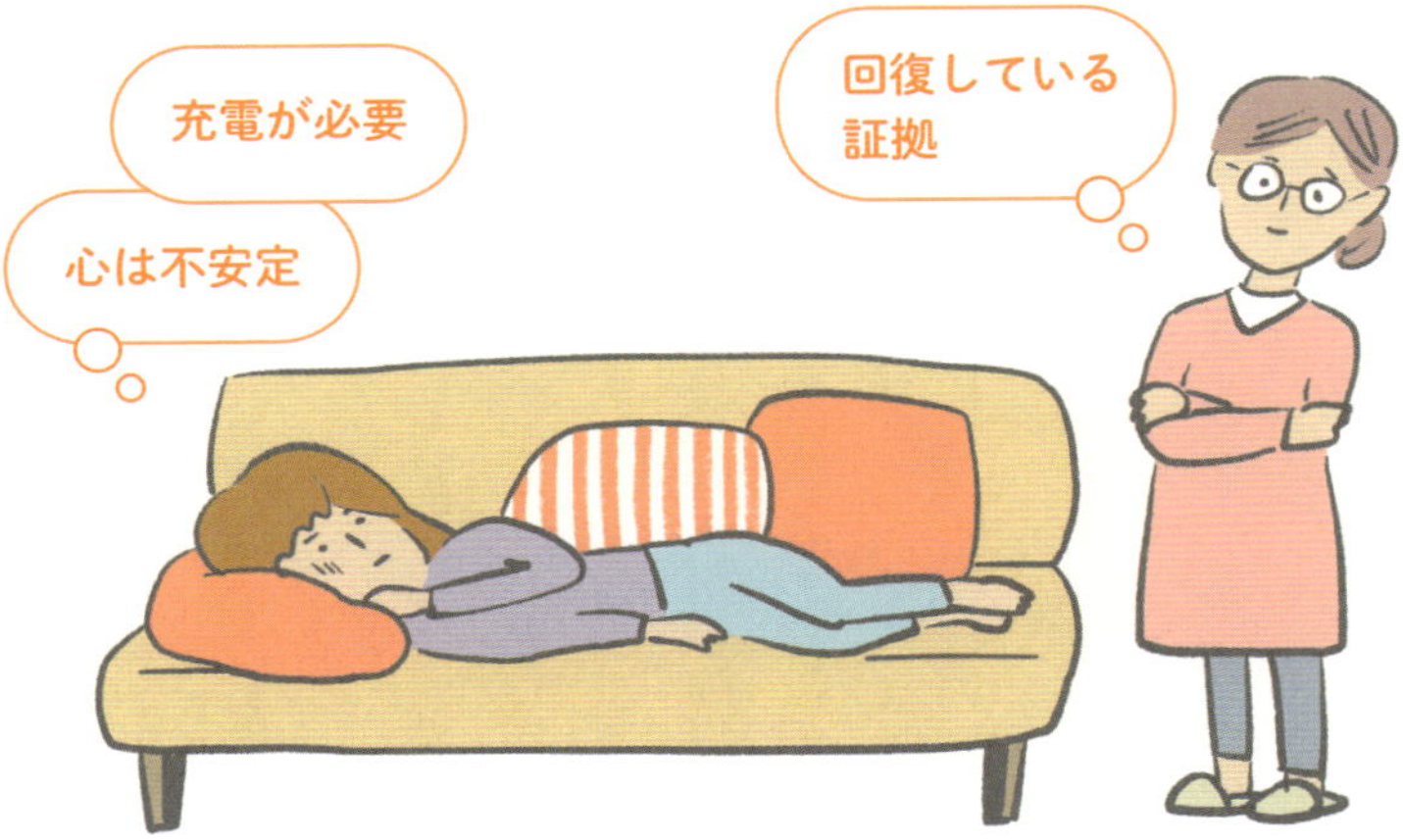

激しい陽性症状で消耗したエネルギーを回復させる期間。期待する気持ちを抑えて、そっと見守る

「がんばれ！」は NG!!

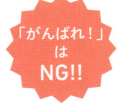

「やる気があればできる」「努力してみよう」など、周囲は励ましのつもりの言葉でも、本人にはプレッシャーになる

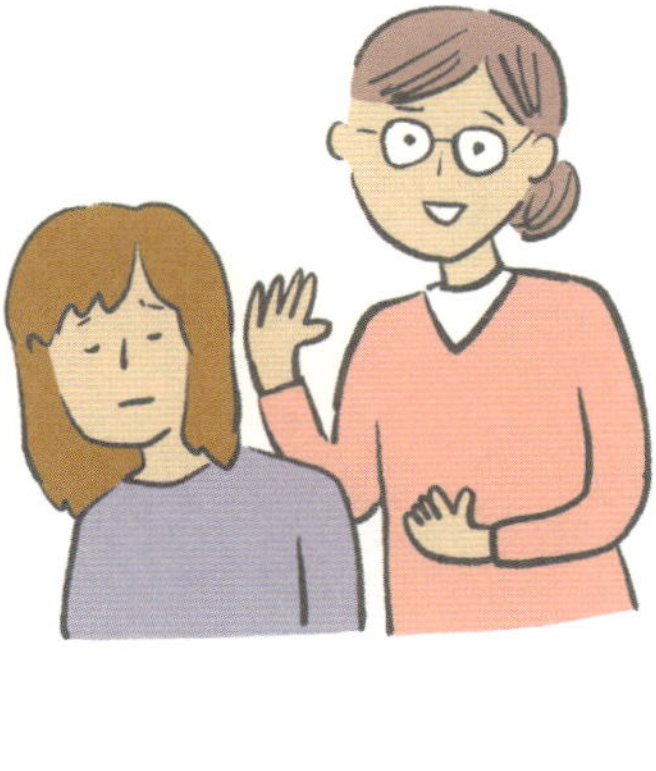

かまいすぎは NG!!

身の回りの世話をすべてやると、回復の妨げになることも。手伝いすぎず、適度な距離感で接する

自殺を防ぐには

統合失調症などの病気を抱えている人は、そうでない人よりも、自殺に至る危険性が高いといわれています。

統合失調症を発症したなかで、自殺の危険性が高いとされているのは、急性期と消耗期です。急性期には、自分をけなしたり、否定したりするかのような幻聴や妄想、または「高いところから飛び降りろ」といった自傷を命令するような幻聴などが原因となります。消耗期には、抑うつ状態によるむなしさや、将来への絶望感から、「死にたい」と思ったり、実際に自殺を図ったりすることがあります。

自殺を実行に移す前には、なんらかのサインがあることがほとんどです。「死にたい」と口にするようになったり、手首を切るなどの自傷行動、これまで以上に気分が落ち込んでいたりといった「異変」は、決して見逃さないようにしましょう。

本人が自殺をほのめかすのは、「つらい気持ちである」「助けてほしい」と訴えていることにほかなりません。その際には、「死なないでほしい」という気持ちを、しっかり言葉で伝えましょう。また、「あなたがいなくなったら、私は悲しい」「何があってもいっしょにいるよ」という気持ちも、くり返し伝えます。ふとしたときに自殺を図ることも少なくないため、何度もくり返して気持ちを伝えましょう。

一方で、「死にたい」という言葉をくり返されるうちに、危機感が薄れてしまうこともあるかもしれません。『死にたい』と言う人で死んだ人はいない」などと考えたりせず、本人の言葉を聞き流さないようにしましょう。

また、自殺の危険性が高まっていると感じたときには、早めに主治医に相談しましょう。家庭内では、患者さんが服薬を止めないよう、いっしょに薬の管理をしたり、自殺につながりそうな刃物などを片付けたりと、できる限りの対応を心がけてください。

サインを見逃さず、全力で味方する

自殺をほのめかすことを言う、自傷行為をする、ひどく落ち込んでいるときは要注意です。

幻覚や妄想があるとき

「自分が死なないと大変なことが起こると思い込んでいる」（妄想）「死ねと言われた」（幻聴）などで、自殺を図ることがある。薬で抑えられることもある

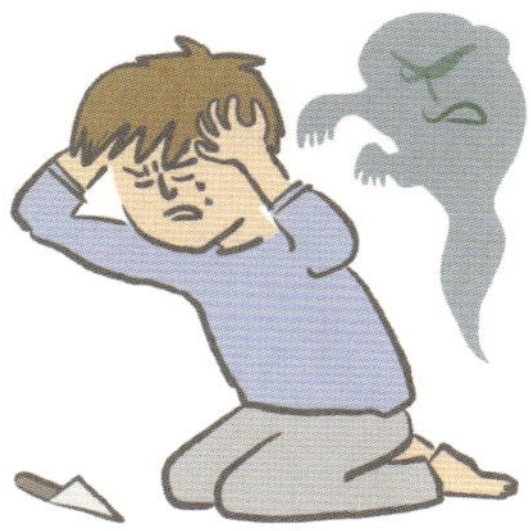

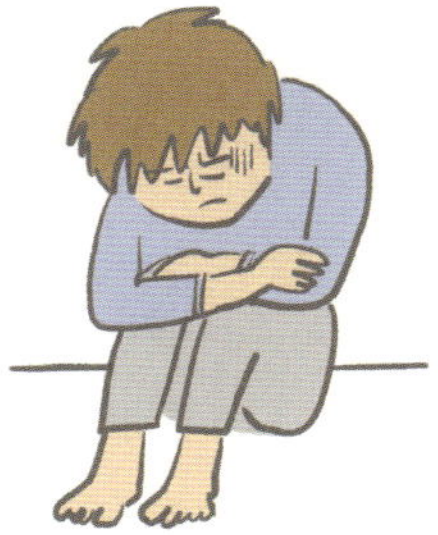

幻覚や妄想がおさまったあと

極度の抑うつ状態から、将来を悲観して「生きている意味がない」と感じることがある

本人の言葉を聞き流すのはNG!!

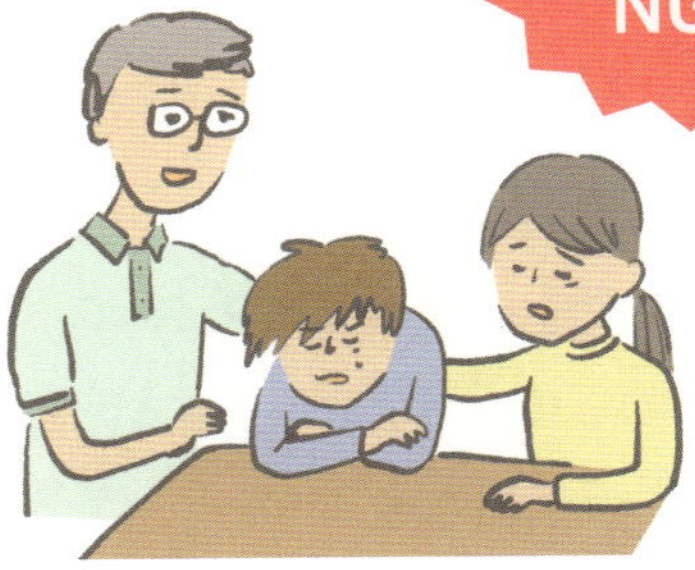

死をほのめかすのは、「つらい」「助けてほしい」という本人からのメッセージなので、決して聞き逃さないこと。「あなたはひとりじゃないよ」「あなたがいなくなったら悲しい」など、大切に思っているということを伝えて

Column

インターネット情報との付き合い方

統合失調症の疑いがある患者さんやそのご家族は、医師の診察や治療を受ける前に、インターネットで情報を収集していることが当然といえる時代になりました。

インターネットはさまざまな情報を手軽に調べられ、便利なものではありますが、大量の情報に振り回されてしまい、かえって不安に陥ったり、誤った判断をしてしまったりすることも少なくありません。また、インターネットの情報は玉石混淆で、どれが正しいのかを判断するのも非常に難しいのです。

インターネット上にある医療情報は、極端な症例や口コミが大きく取り扱われやすく、深追いすればするほど、「自分は大変な病状なのだ」と思い込んでしまいやすくなります。しかし、実際に診察してみると、まったくの取り越し苦労だった……ということがとても多いのです。

とくに統合失調症については、薬物療法についての危険性を煽る情報がインターネット上にあふれています。その情報を鵜呑みにして、服薬を勝手に中止してしまえば、回復に支障が生じるだけでなく、かえって症状を悪化させてしまいます。

現在の統合失調症の治療で使われる薬は、82～91ページで説明したとおり、安全性が確認されており、依存症を引き起こすこともありません。また、主治医は症状をよく見て、その人の症状に合った薬を、適量処方しています。

不安なことや知りたいことがあれば、症状をもっともよく知っている主治医に尋ねるようにしましょう。また、どうしてもインターネットで医療情報を調べたい場合には、個人のブログやSNS、医療機関とは無関係のサイトではなく、医療機関や国立精神・神経医療研究センターなど、統合失調症の治療・研究に実績のある団体の公式サイトを参考にしましょう。

第 3 章

回復を目指す維持療養期

薬物治療で陽性症状が治まったあとは、回復、社会復帰に向けて精神療法や精神科リハビリテーションを行います。家族や周囲の人たちのサポートを受けながら、焦らず、自分のペースで回復を目指します。

休息期・回復期について

症状が落ちついても油断しない

急性期に薬物療法の効果が出るようになると、幻覚や妄想、興奮などの激しい症状が落ちついてきます。すると、「病気が治ったのでは?」「もう薬は飲まなくてもよいだろう」と思ってしまうかもしれませんが、油断は禁物です。

統合失調症では、休息期（消耗期）に入ると、感情の動きや意欲が失われる陰性症状が生じるようになります。さらに、無気力になったり、ものの見方が否定的になったりといった、抑うつ（精神病後抑うつ）が現れることもあります。症状としては陰性症状に似ていますが、精神病後抑うつでは、自分を責める症状（自責念慮《じせきねんりょ》）が現れるのが特徴です。

休息期（消耗期）は、激しい症状が治まったことで、患者さんが現実感を取り戻す時期でもあります。「これまで起こっていたことはすべて妄想（幻覚）だったのだ」と認識することは、症状から解放された証であり、病識をもつことにもつながりますが、厳しい現実に直面することでもあるのです。病識をもつことで、「進んで治療をしよう」と考える一方、「自分が悪かったから病気になったのだろうか」「親のせいなのではないだろうか」などと思い悩むようになります。さらに、今後の人生を悲観したり、空虚感や虚脱感に襲われたりすることもあります。その結果、「死んでしまいたい」という思いに駆られることも少なくないのです。

激しい症状が落ちついても、本人の心はまだ不安定です。「これ以上よくならないのでは」と不安になることもあるかもしれませんが、この時期の状態は回復の過程の一部としてとらえ、つらさを主治医などに相談しながら治療を続けていきましょう。

精神病後抑うつの注意点

急性期の症状が治まってくると抑うつ症状が現れることがあります。これを「精神病後抑うつ」といいます。

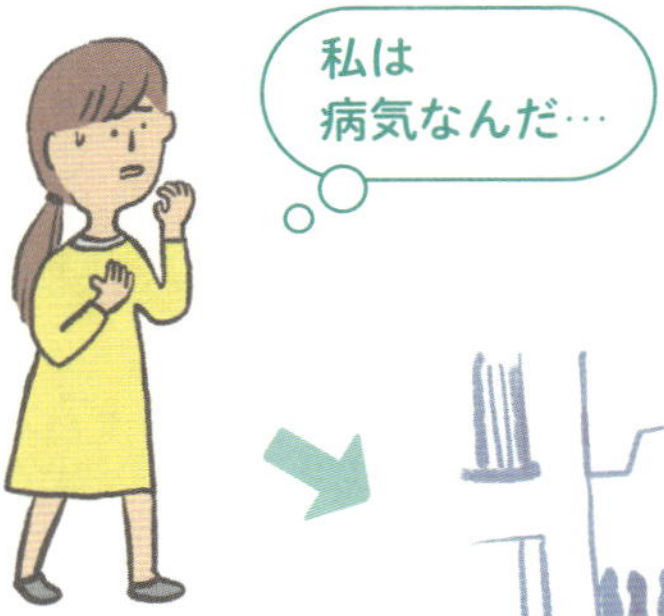
私は
病気なんだ…

病識をもつことで、今後の人生を悲観的にとらえる

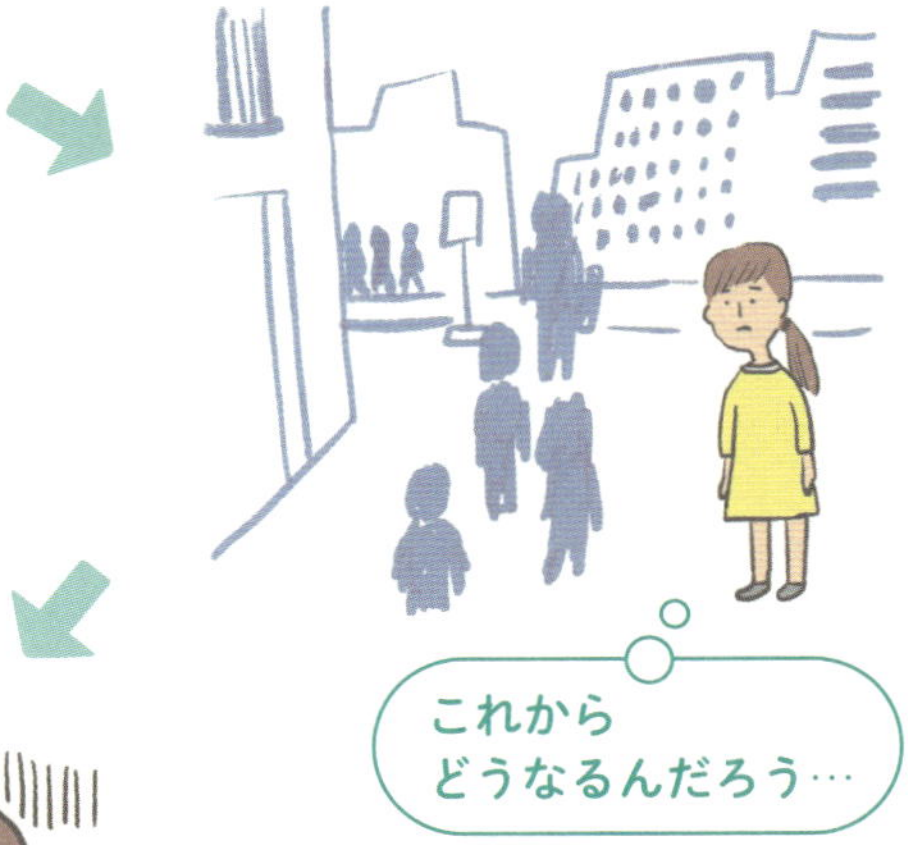
これから
どうなるんだろう…

現実に意味を見出せず、空虚感や虚無感に襲われる

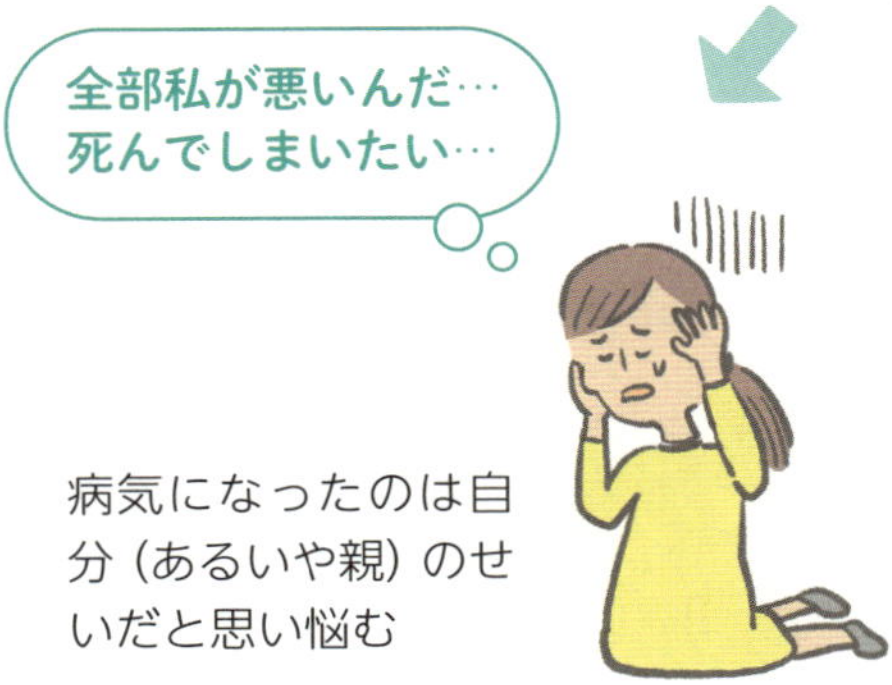
全部私が悪いんだ…
死んでしまいたい…

病気になったのは自分（あるいや親）のせいだと思い悩む

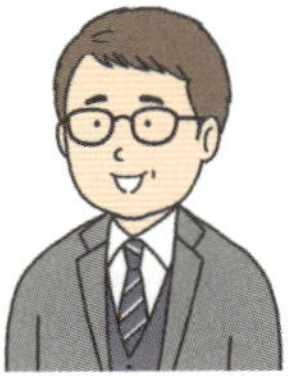

この時期は、「治った」「もう大丈夫だ」と思いがちになるが、急性期以上に**自殺の危険性が高まることがある**ので、油断は禁物！

治療は継続が大切

再発を防ぐ「維持療法」

統合失調症は再発をくり返しやすい病気であるため、症状が落ちついたあとでも服薬を続ける「維持療法」を行い、再発を防ぐようにします。維持療法では、症状が激しい時期には、治療として必要な「必要十分量」の薬を投与し、症状が治まってきたら徐々に薬を減らし、よい状態を維持するための「必要最小量」の薬を飲むようにします。

維持療法を正しく続け、定期的に診察を受けていれば、1年間の再発率を25%以内に抑えられるというデータもあります。また、大きなストレスを受けて再発してしまった場合でも、症状を軽めに抑えることができます。

反対に、再発の大きな原因となるのは、服薬の中止です。「長く服薬を続けるのはよくないのではないか」と自己判断したり、家族から言われたりして服薬を中断したことで、再発が起こることは少なくありません。実際、維持療法を行わないと、1年以内の再発率は60～80%ほど上昇するともいわれています。なお、現在の抗精神病薬は安全性が確認されており、依存症を引き起こすことはありません。このような薬についての正しい知識を、ぜひ知っておきましょう。

毎日の服薬を忘れてしまうことが多い場合には、筋肉注射による非定型抗精神病薬である「持続性注射剤（LAI）」の投与を検討してみましょう。LAIは、2週間または4週間ごとの注射により、毎日服薬するのと同じ効果が得られる治療法です。飲み忘れを防ぐだけでなく、薬の成分がゆっくりと体内に吸収され、血中での濃度が一定になることから、症状が安定しやすくなるという利点もあります。

維持療法が必要な理由

患者さんの症状が最も落ちついた時点での必要最低限の処方を「維持量」として、一定期間継続して服薬することを「維持療法」といいます。

① 再発率の低下

服薬を中断すると、1年以内の再発率は60〜80%だが、継続すれば25%以内に抑えられるとの報告もある

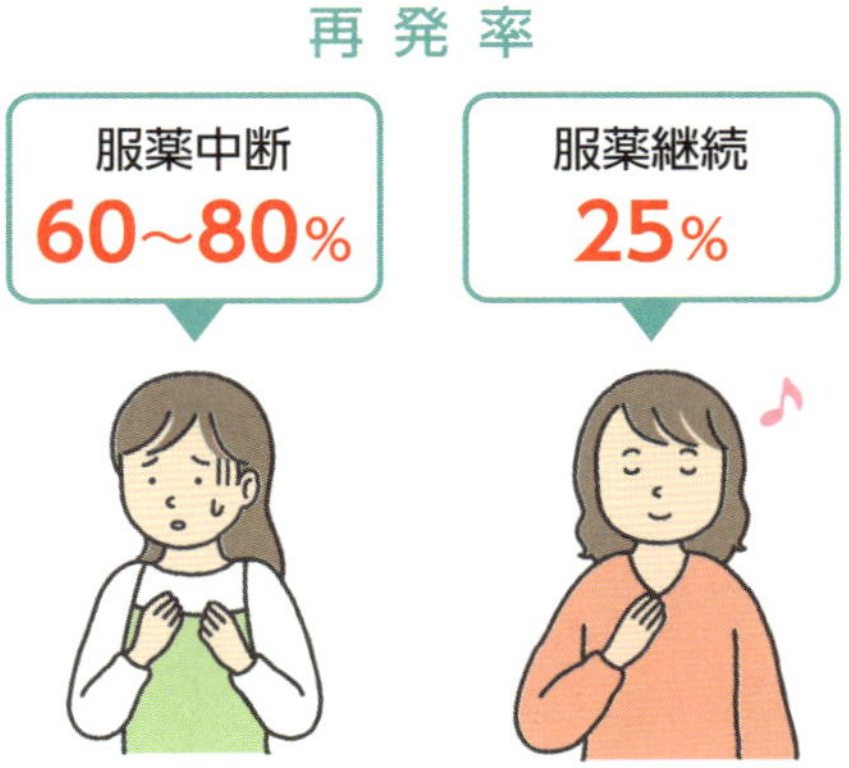

② 再発しても軽くすむ

大きなストレスがかかるなどで再発したとしても、症状が軽くすむ

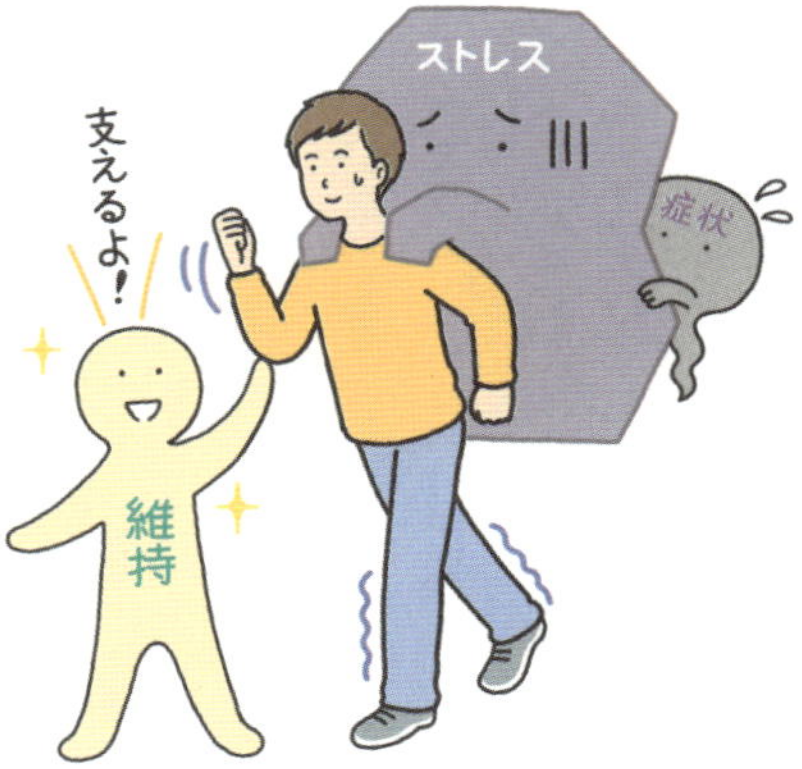

服薬を中断する誤った理由

「症状がよくなったから、もう薬は必要ない」と自己判断する
「副作用がつらいので、服薬を続けたくない」と考える
「いつまでも薬に頼ってはいけない」と周囲に言われる

症状が落ちついたあとの療法

統合失調症をはじめとした精神疾患の患者さんのためのリハビリは、「精神科リハビリテーション」または「心理社会的療法」とも呼ばれます。「認知行動療法」（P118〜119参照）をはじめとして、患者さんの心理面や社会面にアプローチし、社会生活への復帰を促すものです。リハビリは、激しい症状が落ちついてくる急性期後半から始めることができます。リハビリの開始直後は、病気によって生活や行動に制限が出てしまい、「なかなかよくならない」と焦りが出てくることもあるかもしれませんが、その時点でのできることを十分に活かしながら、医師や援助者の力を借り、「こんなことができるようになった」と日々の生活での楽しさをもてるようになることが大切です。そして気づいたときには、「最近はふつうに生活できているな」と思えるよう、少しずつ取り組んでいくようにします。

精神科のリハビリテーション

統合失調症の休息期（消耗期）と回復期（安定期）は、合わせて「慢性期」と呼ばれます。慢性期は、再発を防ぎながら、日常生活や社会生活を徐々に取り戻していく時期でもあります。

急性期の陽性症状は、薬物療法によって比較的短期間で改善しますが、慢性期の症状の中心となる陰性症状や認知機能障害は、薬物療法だけでは改善できないことが多いものです。日常生活・社会生活を以前のように送ることができず、自信や自尊心を失い、生きる希望を見いだせなくなることも少なくありません。こうした「生活のしづらさ（生活障害）」を解消し、いきいきとした心を取り戻すためには、薬物療法とともに、リハビリテーション（リハビリ）を行うことが重要です。

精神科リハビリテーションってどんなもの？

精神科リハビリテーション（心理社会的療法）

心理面や社会面にアプローチ。生きることや将来に希望を見出せなくなっている患者さんの精神面をサポート

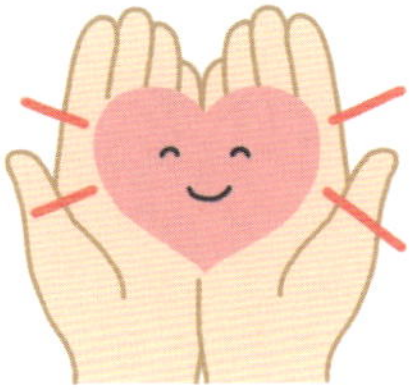

認知行動療法

患者さんの思考や行動の歪みを正す

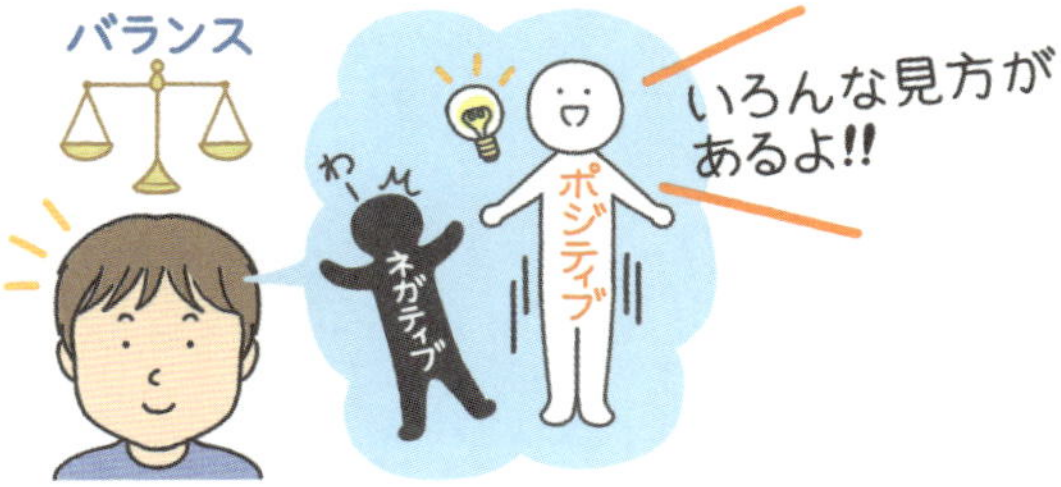

SST（社会生活技能訓練）や作業療法

日常生活や社会生活に適応するための技術を習得する

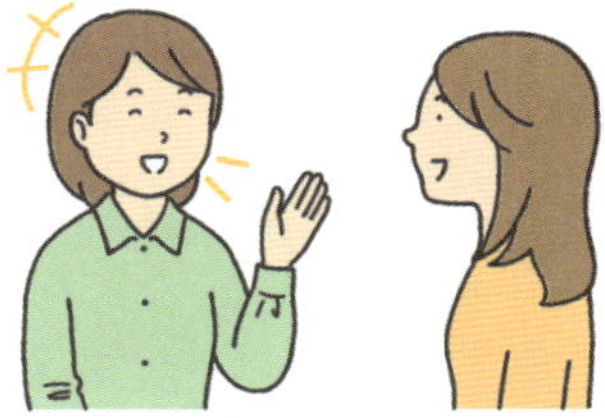

目的

- 生活リズムを整える
- 人とのかかわり方を学ぶ
- 病気と付き合いながら暮らしていく方法を見つける
- 病気への対処法を身につける
- 社会復帰の準備をする

複数人で取り組む療法

一般的に、診察や治療といえば、医師と患者さんが1対1で向き合うイメージがありますが、統合失調症の症状が落ちついたころには、複数人で行う療法に取り組むことがあります。

その一つである「オープンダイアローグ」は、患者さん本人や家族、友人、医師や看護師などの医療の専門家などが輪になって対話をする療法です。医師たちは事前に準備や打ち合わせをせず、本人の困りごとをその場で一から聞くことが、療法の主体となります。この対話のなかでは、医師などの医療の専門家たちがその場で感じたことを話し合い、それを本人たちに聞いてもらう「リフレクティング」も行います。

「当事者研究」も、家族や仲間たちなど複数人で行う療法です。患者さんが直面している困難や症状に、「幻聴さん」などと人称性をもたせることで、その人から切り離し（外在化）、参加者全員で対処法を話し合います。「幻聴さんにお引き取りいただくには、幻聴さんにお願いしてみてはどうか」「幻聴さんが複数いるならば、それぞれのお名前を呼んで、助け合ってもらってはどうだろう」といった意見を出し合うことで、実際に「幻聴さん」がいなくなったり、やさしい存在に変化したりするなど、症状とうまく付き合うための工夫を見出すことができるようになります。

また、「集団精神療法」は、複数の患者さんが自分の経験や悩みを話し合う形で行います。医師などの治療者は同席するものの、進行役を務めるだけにとどまり、患者さんと対等の立場で話し合いに参加します。集団で率直に話し合うことで、自分の感覚や考えを客観的に見たり、人との接し方を見直せたりする効果が期待できます。また、同じ病気・症状の人の話を聞くことで、「悩んでいるのは自分だけではない」と気づき、安心感をもつこともできます。

集団で対話をする療法

オープンダイアローグ

患者さんと家族、複数の医療スタッフが輪になって対話するフィンランド発の新しいケア方法です。

- 患者さん、家族、医療スタッフ（医師、看護師、心理士など）が輪になって対話をする
- 幻覚や妄想についても突っ込んで話し合う
- 患者さんの目の前で、専門家同士がその場で感じたことを話し合う（リフレクティング）
- 患者さん抜きで、いかなる決定もしない

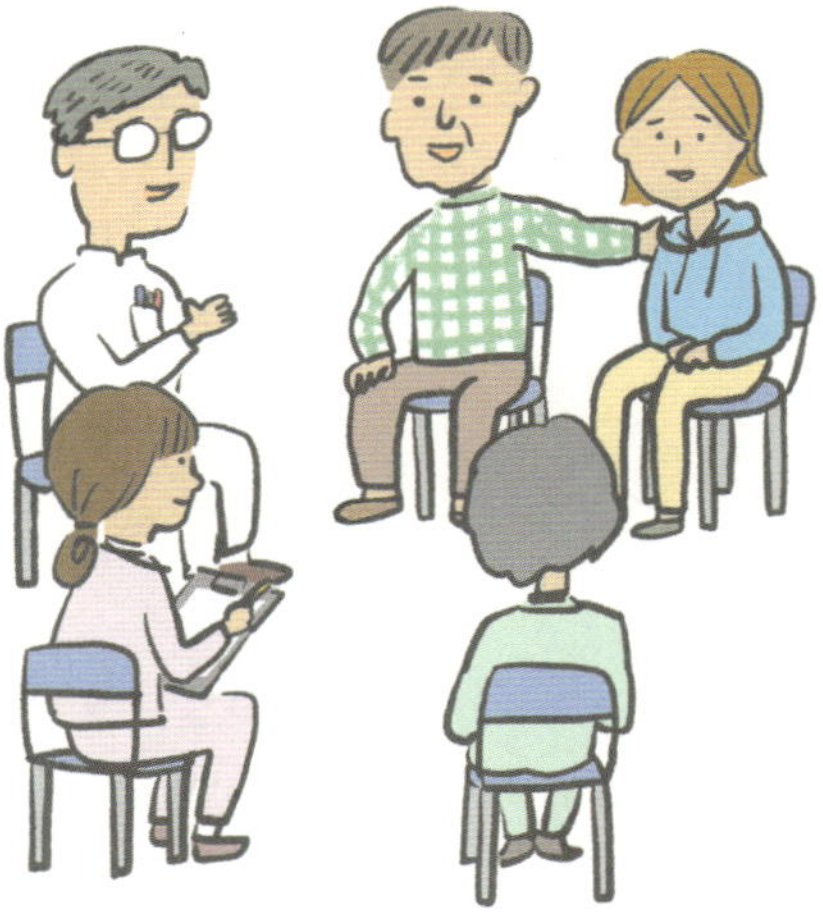

当事者研究

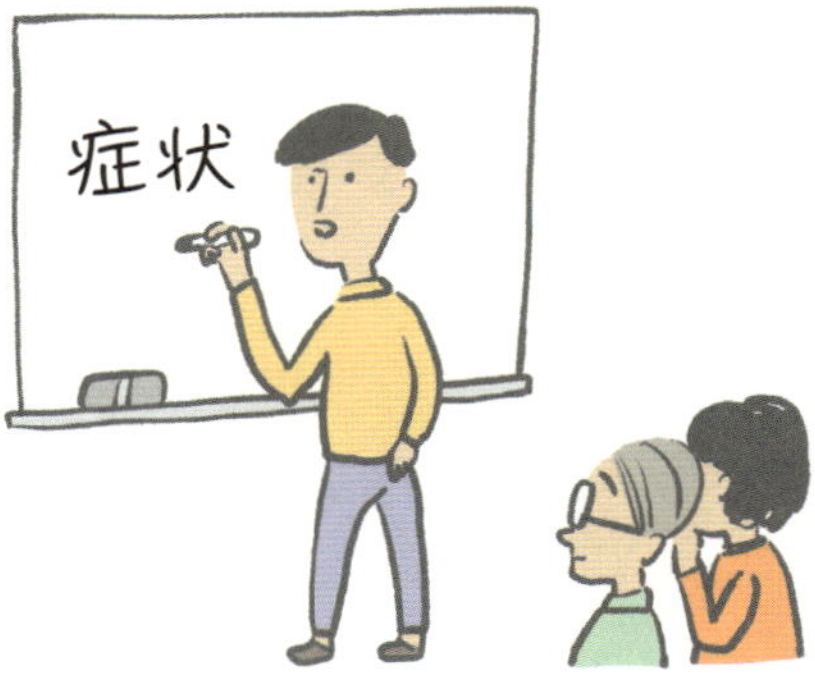

北海道浦河町にある社会福祉法人「浦河べてるの家」と浦河赤十字病院精神科ではじまった取り組み。統合失調症などの精神障害がある患者さん（当事者）が、自分自身の症状を「幻聴さん」などで名づけて外在化させ、付き合い方を見つける。症状を人称化し、幻覚や妄想について仲間と語り合ったりすることで、回復をはかる。

思考や行動の偏りを正す「認知行動療法」

「認知行動療法」は、うつ病や不安障害などの治療によく用いられる心理療法で、近年は統合失調症にも有効であるとして注目されています。

「認知」は、主観的なもののとらえ方や考え方のことです。主観的であるということは、あくまで自分視点での物事のとらえ方・考え方であるため、人によって認知は異なり、さらに同じ人であっても、その時々で認知は異なります。たとえば、気分のよいときに晴天だと「気持ちがよいな」と思えるものですが、落ち込んでいると「晴れているのが無性にイライラする」と感じることもあるなど、認知は気分に左右されます。その反対に、認知が気分を左右したり、行動に影響を及ぼしたりもします。

統合失調症の患者さんは、幻覚や妄想を「事実」として認知してしまうことで、認知が歪められてしまい、それが感情や行動にさまざまな影響を及ぼしています。たとえば、黒いコートを着た人とすれ違っただけなのに、「自分を監視する悪の組織の一員では？」という認知をしてしまい、怯えたり、「どこかに隠れなくては」と考えたりします。

そこで認知行動療法では、気持ちが大きく動いたり、つらい気持ちになったりしたときの考え（認知）に焦点を当て、それがどのように現実と異なっているかを検証し、バランスのよい考え方や行動がとれるようにします。先ほどの「黒いコートを着た人」の例でいえば、「悪の組織の一員だ」という考えを「そうに違いない」と認知する前に、「悪の組織だという証拠はあるのか」「黒いコートなどありふれている」「自分とは無関係の人かもしれない」など、多角的な認知ができるように訓練します。

こうした訓練をくり返すことで、認知の偏りが整えられ、適切な行動につながるのはもちろん、幻覚や妄想に気をとられることが少なくなり、再発防止にも役立つとされています。

思考のバランスをととのえる「認知行動療法」

患者さんの思考パターンに焦点をあて、バランスのよい思考や行動に修正していく療法です。

START 統合失調症について正しく理解する

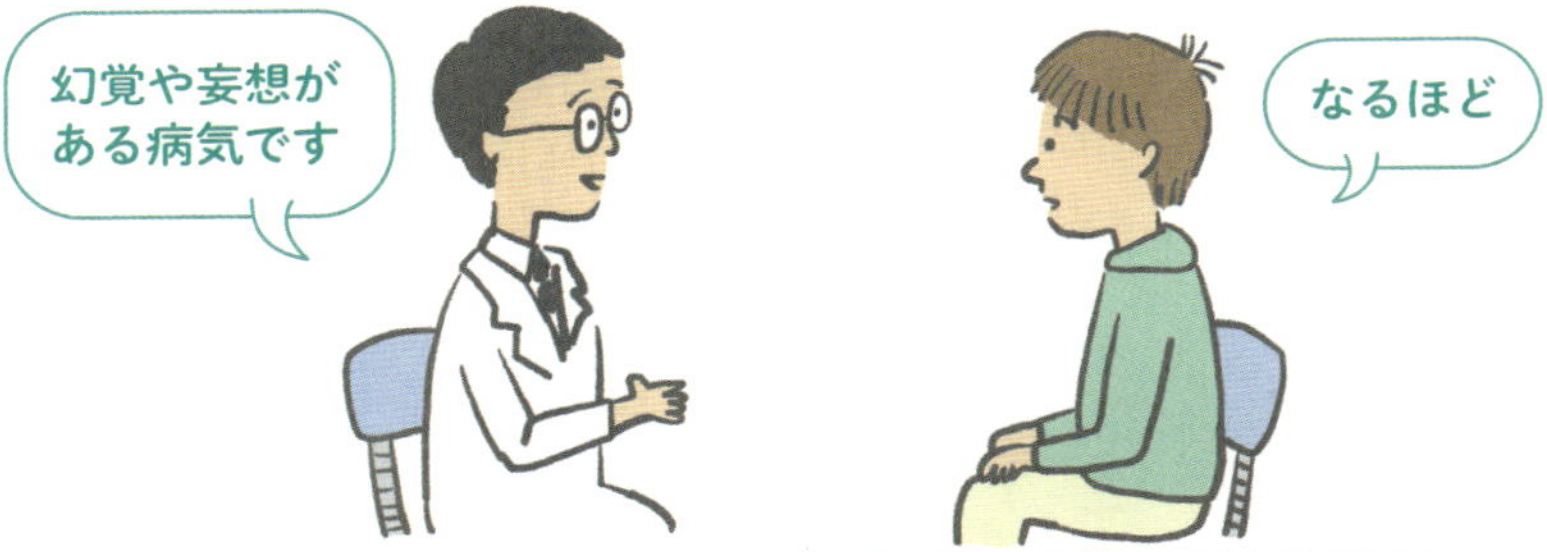

例：サングラスをしている人は全員「自分を監視している」「悪の組織の一員だ」と思い込んでいるとき

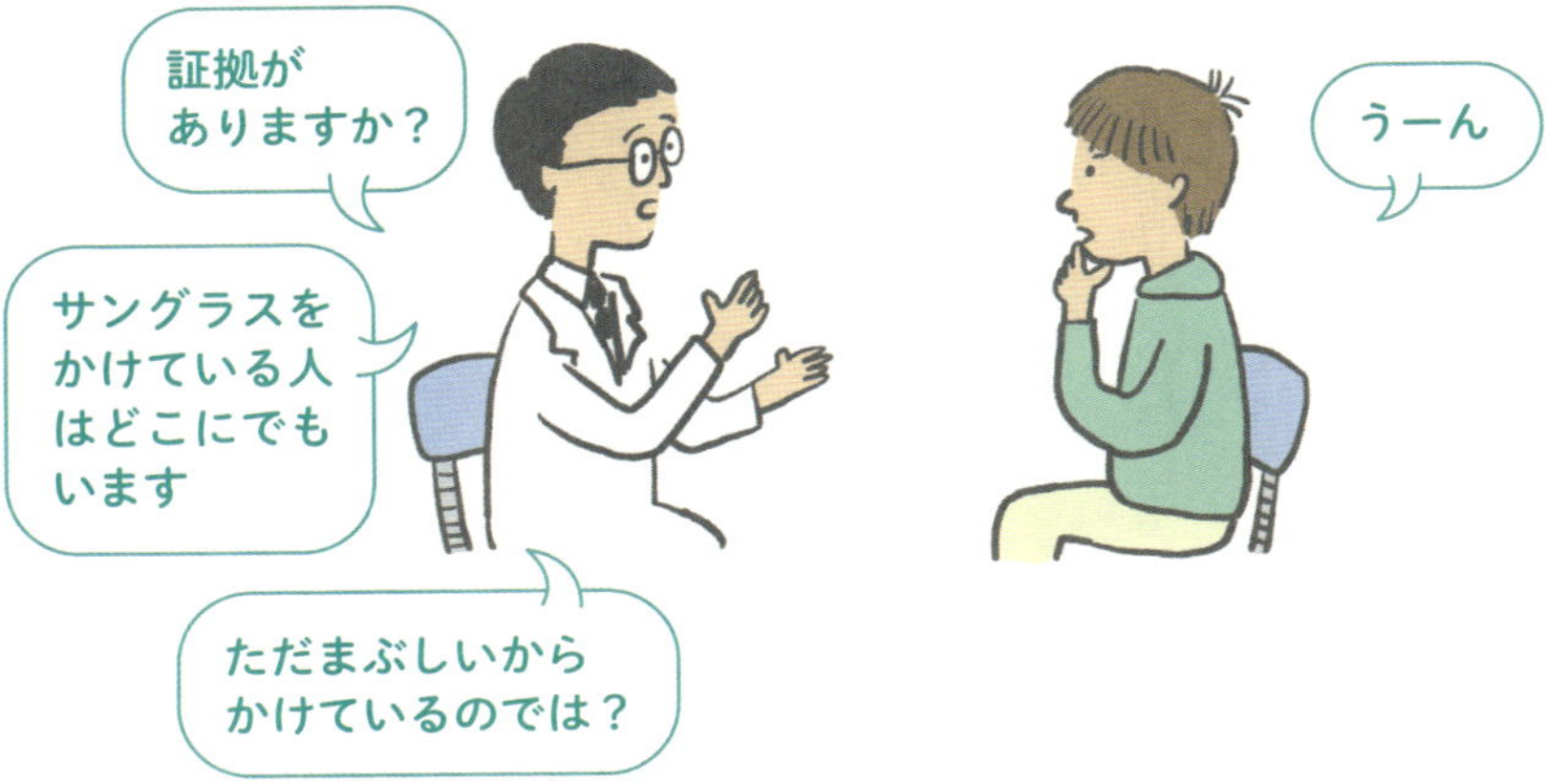

別の考え方ができないかを探り、いろいろな角度から考える可能性を検討できるように訓練する

社会に復帰するための療法

可能な範囲で、できることを増やしていく

心身を十分に休息させ、エネルギーが回復してくると、患者さんの気持ちも少しずつ外に向いてくるものです。しかし、発病前のようには体が動かず、少し動いただけで疲れてしまうこともあります。療養期間を経たことで、社会に出る自信を失くし、対人関係に不安を抱えていることもあるでしょう。

回復期（安定期）には、それらを改善し、社会復帰に備えるためのリハビリを開始します。統合失調症の症状の治療とは異なり、「その人らしく生きる」「よりよい生活の質（QOL）をめざす」「対人関係の回復」「就労のための準備」などに重点を置いて行われます。

リハビリの場では、同じ病気を抱える人や支援者と出会い、さまざまな体験をすることで、対人関係を回復し、自分のやりたいこと・できることを見つけることができます。また、病気への対処法を知り、「病気とともに生きる」ためのコツを身につけていきます。休職中の人は、仕事ができるように体力や生活リズムを身につけ、新たに就職しようと考える人は、訓練や資格取得、職場探しの方法などを学ぶことができます。なお、リハビリの目的は患者さんによって異なるため、さまざまなリハビリの専門家が協力し合い、その人にあったリハビリを、その人のペースで取り組めるようにします。

リハビリは、「発病前の状態に戻ること」や「何でもできるようになること」をめざすものではありません。病気を抱えながらでも、できることを増やし、毎日を楽しく過ごすことができるようにするものです。そのためリハビリは、あえてまだ症状の残る時点から開始し、できる範囲で行います。

リハビリの内容、期間は人それぞれ

社会復帰までにかかる時間やリハビリの方法には個人差があります。無理せず、焦らず、気長に続けましょう。

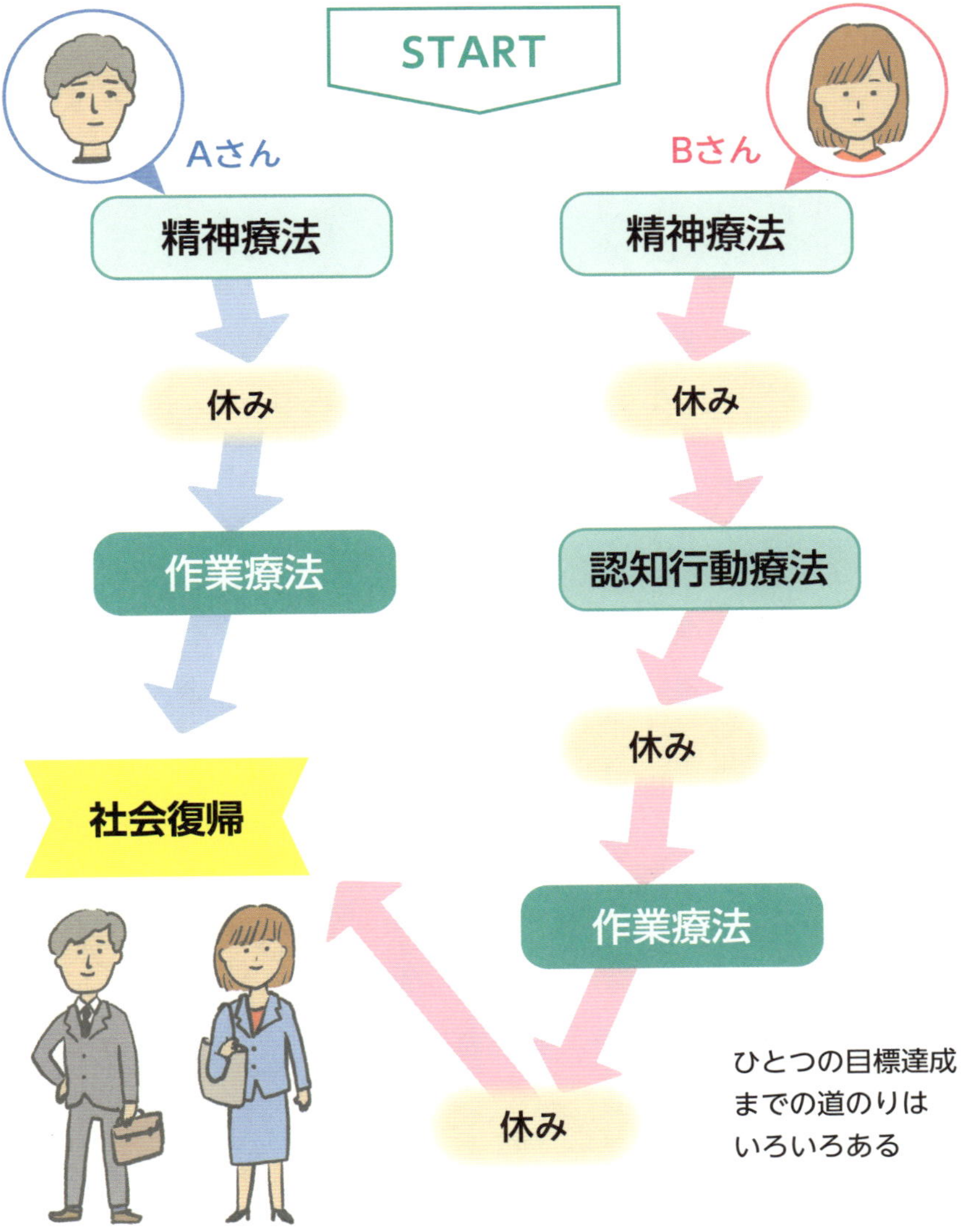

心身の機能の回復を図る「作業療法」

「作業療法」は、統合失調症の患者さんが行うリハビリの一つです。文字どおり作業を行う療法で、作業療法士が支援を行います。

作業療法では、絵画・料理・室内ゲームなどのレクリエーションや、園芸や農作業などの屋外作業、袋詰めや印刷といった屋外作業などを行いますが、仕事の技能を身につけるためのものではありません。さまざまな作業を実践して、集中する感覚や、作業を楽しむ気持ちなどを取り戻し、心身の働きをよくするためのアプローチの一つです。時間を決めて作業をすることで生活リズムが整い、ほかの人と作業を行うことで対人関係の方法を見直せるようにもなります。

作業療法でもっとも大切なのは、本人が達成感を味わい、自分から進んで「やりたい」と思えることです。「治療だから、やらなくてはいけない」「つまらないけど、これが仕事につながればよい」などと、義務感や責任感を負い、無理に続けることは、かえって逆効果となります。

私たちの体には「恒常性の維持（ホメオスタシス）」という機能があります。これは、どんなに寒い場所にいても、体温は36・5度前後を保つように、たとえ体内の状態や外部の環境が変わろうとも、体温や血圧といった体の状態を一定に保つ働きのことです。じつは脳内環境においても、その人に合った一定の状態を保とうとします。その「合った」状態に至る経験をすると、「心地よい」「楽しい」と感じ、反対に一定に保てないような経験をすると、気分が悪くなります。つまり、「つまらない」「むなしい」と感じる経験は、脳にとって好ましくない可能性があるのです。

取り組む作業をそのように感じたときには、作業療法士や医師に相談し、作業の内容ややり方、作業前後の過ごし方などを工夫してみましょう。

楽しみながら機能回復を図る「作業療法」

さまざまな作業を通して機能回復、精神状態の安定、対人関係の改善を目指す療法です。

決められた時間に参加することで、生活リズムをととのえる

ほかの利用者さんと交流したり、共同作業を通じて対人関係や協調性を身につける

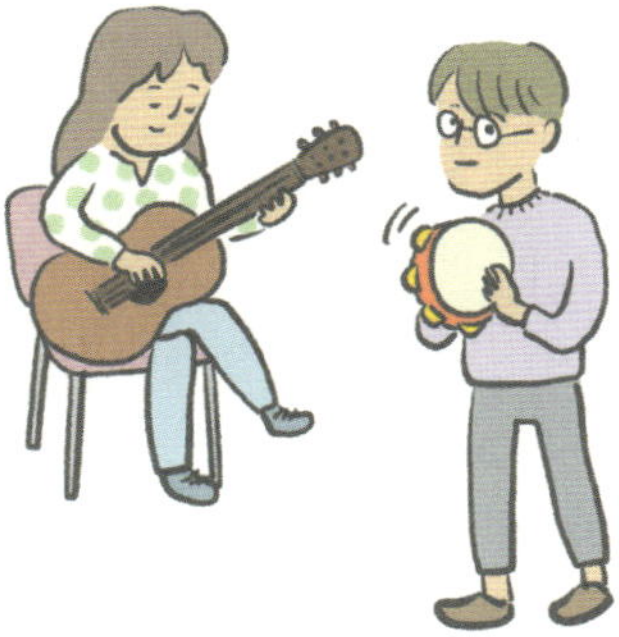

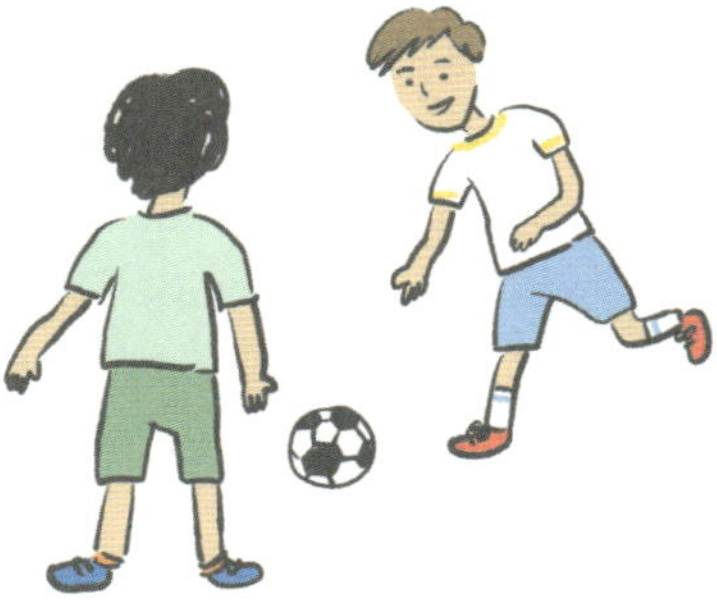

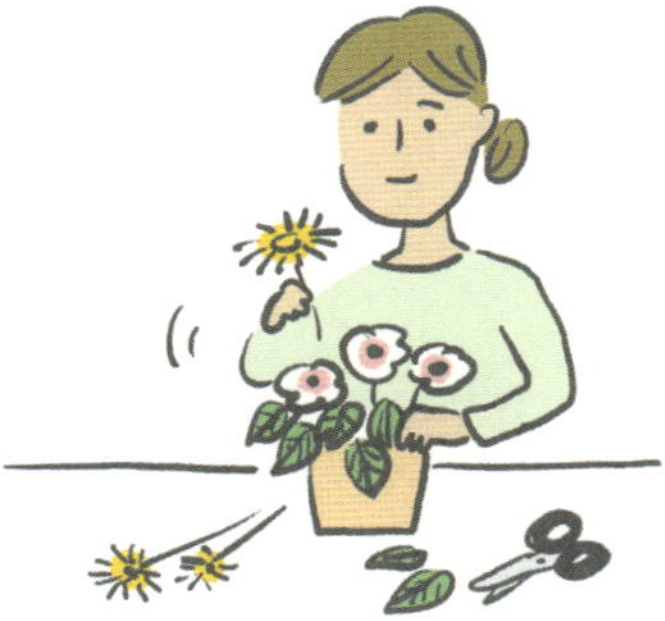

作業に集中することで、幻覚に気をとられる時間を短くする

一つの作業を続けることで集中力や持続力が身につき、まとまりにくい思考や行動のバランスを調整する

SST（社会生活技能訓練）を受ける

統合失調症の患者さんは、陰性症状や認知機能障害の影響で、身だしなみや家事などを行えなくなったり、対人関係が難しくなったりすることで、社会生活に支障が生じることがあります。社会復帰に備えるためのリハビリの一つである「SST（社会生活技能訓練）」では、本人が自立した生活を送るために必要な技能を身につけ、「生活のしづらさ」を解消していきます。

統合失調症の患者さんは、SSTでとくに「日常生活技能」「社会生活技能」「病気の自己管理能力」の3つを身につけることが重要です。

「日常生活技能」は、身だしなみや食事の用意などの家事、お金の管理など、日常生活に必要な基本的な技能のことです。「社会生活技能」は、主に社会生活に不可欠な対人関係の技能です。人の気持ちに配慮して話すことや、自分の気持ちを必要以上に抑えたり、溢れ出させたりすることなく、感情をコントロールして対話ができるようになることをめざします。そして「病気の自己管理能力」は、心身の状態を良好に保てるよう、治療の持続のために必要な知識や、副作用への対処法、症状が現れたときのコントロール法といった、病気と上手に付き合っていく技能のことです。

SSTは、数人のグループでそれぞれに役割を振り当てた「ロールプレイ（役割演技）」という方法で行われます。日常生活で起こるさまざまな場面を想定し、参加者たちが割り当てられた役割を演じることで、場面によっての適切な行動や言動が理解できるようになります。

最初は臨床心理士などの支援者のまねから始め続けていくうちに「こういうときには、こうすればいいのだ」と気づけるようになり、参加者同士でよかった点を伝え合いながら、よりよい生活の技能を身につけるようにします。

役を通して生活に必要な技能を学ぶ「SST」

生活するうえで必要な技能を学び、日常生活で応用できるようにトレーニングする療法です。

役割演技

① 1グループは6～10人。練習したい場面をできるだけ具体的に想定する
② はじめにスタッフが見本を見せ、利用者はその真似をする
③ グループのメンバーだけで役割を決める
④ メンバーだけで役割を演じる

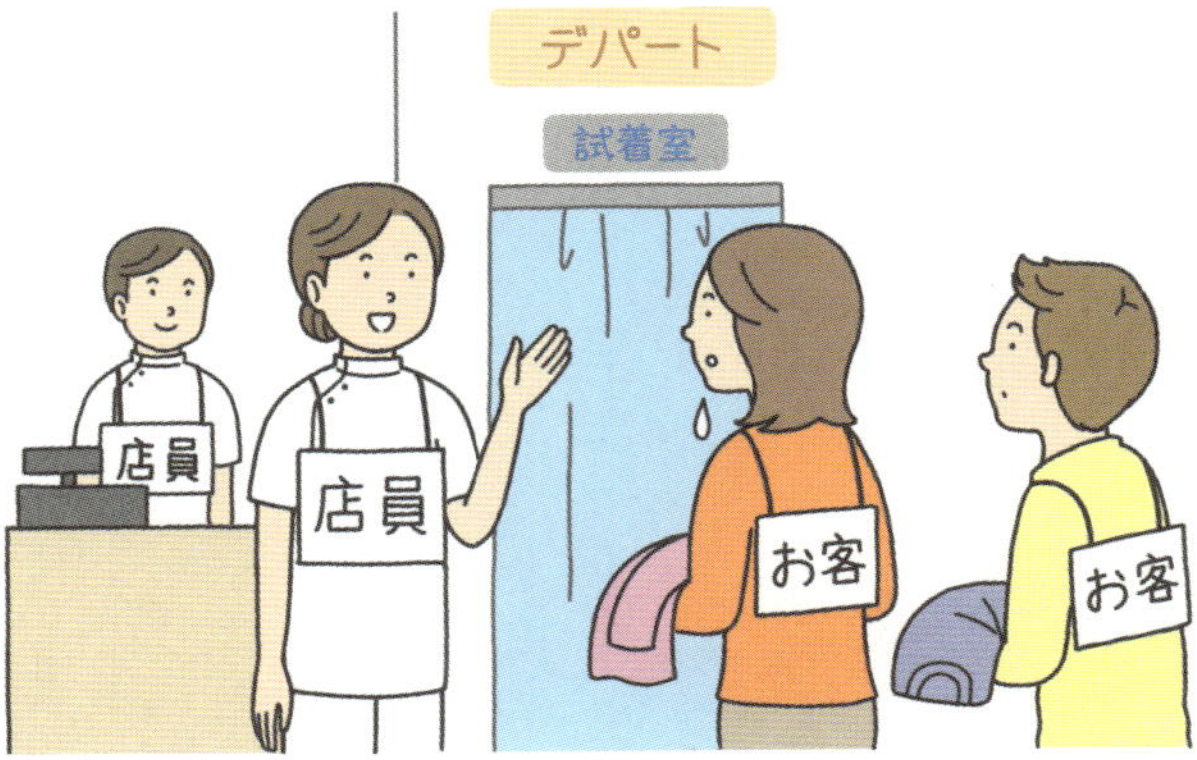

正のフィードバック

お互いの「よかったところ」を評価し合う。批判や非難はせずに相手の意見を受け入れ、自分の意見を適切に表現する。改善点があれば次の役割演技にいかす

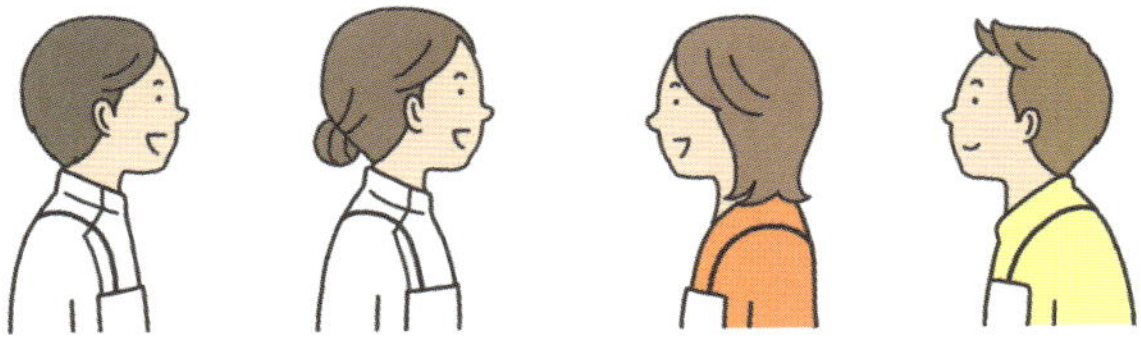

通所施設の「デイケア」を活用する

「デイケア」は、日帰りで通い、リハビリや健康管理を行うための施設です。精神科デイケアは、主に医療機関や精神保健福祉センター、保健所などにより、医療・福祉サービスとして提供されています。また、精神科デイケアは通院治療の一環となっており、急性期の治療を行う急性期デイケアと、地域生活支援事業（P132〜133参照）として行われる回復期（安定期）のデイケアがあります。

デイケアでは、SST（社会生活技能訓練）などのリハビリをはじめとした、さまざまな療法を行います。生活のさまざまな場面での会話・行動の方法を学び、社会で生活するための技能を身につけます。定期的にデイケアに通うことで、生活のリズムが整うようになり、同じ病気を抱える患者さんといっしょに過ごすことで、協調性や対人関係の方法を学ぶこともできます。ある程度回復した患者さんのなかには、学校や会社に通いながら、週に何回かデイケアを利用している人もいます。

このように、統合失調症の患者さんの日中の生活を支えていくことは、再発の予防によい影響を及ぼすとされています。また、デイケアで患者さんが一定時間自宅から離れることで、ご家族が自分の時間をもてるようになるなど、患者さん以外のまわりの人にとってもメリットがあります。

デイケアは日中6時間のサービスですが、ほかにも午後4時以降に4時間行われる「ナイトケア」、デイケアとナイトケアを組み合わせた10時間の「デイ〜ナイトケア」、日中3時間の「ショートケア」などがあります。また、外来通院をしながら、日中の時間帯に入院治療と同様の治療を集中的・重点的に受けられる「デイホスピタル（DH）」というシステムもあります。本人の状態や家族の事情などを考慮して、最適なものに参加するようにしましょう。

「デイケア」を利用して地域社会になじむ

デイケア

作業療法を中心に活動している地域密着サービス。日常生活をスムーズに送れるようサポートする

- 症状の改善
- 睡眠や食事など、生活リズムの改善
- 引きこもり傾向の改善
- 対人関係、家族関係の改善
- 病気の再発防止
- 社会生活技能の改善

など

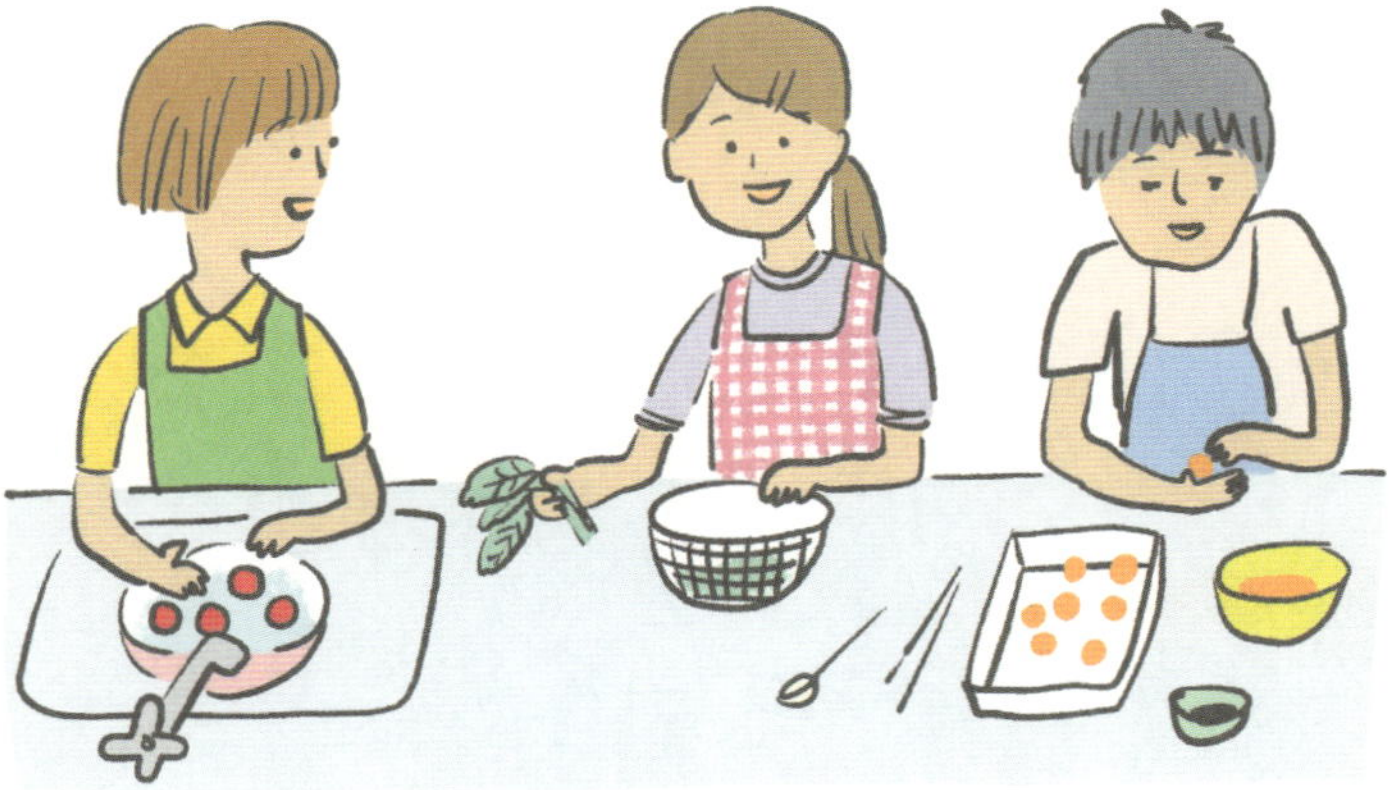

サービスはいろいろ

デイケアは日中の利用がメインだが、夕方から利用できるナイトケア、デイ〜ナイトケアなどが利用できる施設もある。家から施設まで車で送迎をする施設も多い

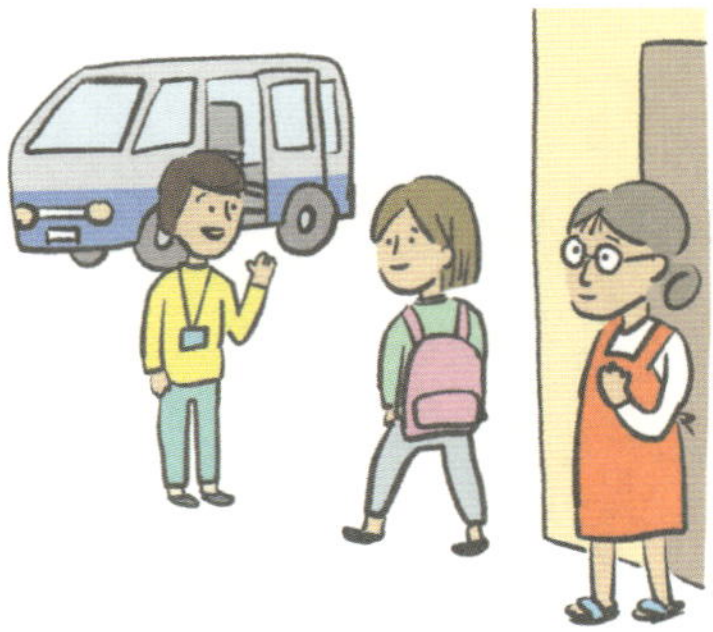

患者さんのための支援制度

精神障害者保健福祉手帳

統合失調症をはじめとした精神疾患がある人のための、生活・経済・就労など多方面の問題を支援する公的な制度・サービスがあります。その代表的なものが「精神障害者保健福祉手帳」の公布で、精神障害をもつ人の自立と社会参加を促進するために設けられた制度です。

厚生労働省によると、精神障害者保健福祉手帳は「なんらかの精神障害により、長期にわたり日常生活又は社会生活への制約がある方」を対象に公布されます。具体的には、統合失調症のほか、うつ病や双極性障害、てんかん、薬物やアルコールによる急性中毒、発達障害などの精神疾患が対象となります(ただし、2年ごとに更新が必要)。

精神障害者保健福祉手帳を取得すると、公共料金の割引や税金の免除・減免などが受けられ、障害者求人への応募が可能になります。また、精神障害者保健福祉手帳の等級(1~3級)に応じて、さまざまな福祉サービスや支援、優遇措置を受けられます。

申請は、居住の市区町村の障害者福祉窓口で行います。また、精神障害を抱える人すべてを対象にしているものの、手帳の申請ができるのは、その精神障害の初診日から6ヵ月以上が経過していることが条件となります。

「まわりの人に精神疾患であると気づかれるのでは」と、精神障害者保健福祉手帳をもつことを不安に感じる人もいますが、取得したことがほかの人に伝わることはありませんし、申請しない限り手帳が届くことはありません。また、取得後は自ら返還することもできますので、生活や経済の状況をふまえて申請を考えてみましょう。

精神障害者保健福祉手帳の申請と利用

申請条件

- 精神疾患のため、長期にわたって日常生活や社会生活に制約（障害）があること
- 対象となる精神疾患と診断されてから6ヵ月以上経過していること

必要書類

- 申請書
- 診断書
- 本人の写真
- 個人番号カード（マイナンバーカード）、もしくは通知カード
- 身分証明書（運転免許証、健康保険証など）

申請窓口

- 市区町村の障害者福祉窓口

※申請するのは本人。ただし、家族やソーシャルワーカーが代行することもできる

おもなサービス・優遇措置

- 税制の優遇措置
- 生活保護の障害者加算（1級および2級のみ）
- 医療費の助成
- 公営住宅などへの優先入居
- 交通費の助成
- バス、地下鉄、電車の運賃割引（企業による）
- 携帯電話料金の割引（申し込みは販売会社へ）
- NHK受信料の減免

など

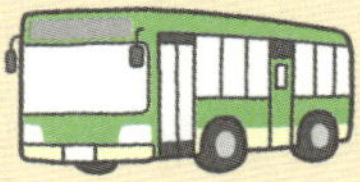

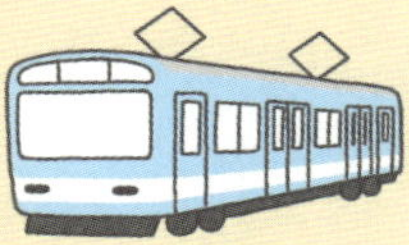

※そのほかにも、自治体や民間団体、民間企業が独自に行っているサービスや優遇措置もある

2024年8月現在

経済的な支援を受けられる制度

統合失調症の発病で働けなくなった場合などに、経済的な支援を得られる制度がいくつかあります。

「障害者年金制度」は、病気やけがによる障害で、生活や仕事が制限される状態になったときに受け取れる年金です。公的年金制度に加入し、保険料を支払っている20~65歳の人が受け取れます。

障害の原因となった病気・けがではじめて医療機関で診察を受けた日に、国民年金に加入していた場合は「障害基礎年金」を、厚生年金に加入していた場合は「障害厚生年金」を請求できます。

障害基礎年金では、障害の程度によって1級と2級があり、等級に応じて一定額が支給されます。一方で障害厚生年金は、障害基礎年金に加えて受け取れるものです。等級は1~3級があり、3級より障害の程度が軽い場合でも「障害手当金」を受け取れることがあります。なお、障害厚生年金の支給額は、同じ等級であっても、これまでに納めた年金額によって個々で異なります。

社会保障として給付される「社会手当」は、実施しているのが国か地方（市区町村）かで二つに分けられ、さらにそれぞれで支給対象が精神障害者本人か、その養育者かでも分けられます。国の制度で、本人に支給されるのは「特別障害者手当」と「障害児福祉手当」で、養育者に支給されるのが「特別児童扶養手当」です。地域の制度の場合、本人への支給は「心身障害者福祉手当」「重度心身障害者手当」で、養育者への支給は「児童育成手当」です。

就労しても傷病などの事情で十分な収入が得られず、生活が困窮したときに、最低限の生活を保障するのが「生活保護制度」で、自力で生活できるようになるまで援助を受けられます。受給にはいくつかの要件があり、生活状況を把握するための調査（家庭訪問など）が行われます。くわしくは市区町村の担当窓口に問い合わせてみましょう。

所得を保障する制度

障害年金

種類

- **障害基礎年金**（障害等級1～2級※）
  …国民年金をベースに支払われる年金
- **障害厚生（共済）年金**（障害等級1～3級※）
  …厚生年金をベースに支払われる年金

※精神障害者手帳の等級とは異なる

● 支給される年金の種類

障害等級	初診日に加入していた年金制度				
	国民年金	厚生年金		共済年金	
1級	1級障害基礎年金	1級障害基礎年金	1級障害厚生年金	1級障害基礎年金	1級障害共済年金
2級	2級障害基礎年金	2級障害基礎年金	2級障害厚生年金	2級障害基礎年金	2級障害共済年金
3級	—	—	3級障害厚生年金	—	3級障害共済年金

年金額

- **障害基礎年金**
  1級：1,020,000円＋子の加算※
  2級：816,000円＋子の加算※

※第１子、第２子は各234,800円、第３子以降は各78,300円。なお、ここでいう「子」とは、「18歳到達年度の末日（3月31日）を経過していない子」または「20歳未満で障害等級１級または２級の障害者」に限る

- **障害厚生年金**
  障害の等級のほか、これまでに年金に納めた金額などによって異なる

受給資格

1）初診日の時点で以下のいずれかに当てはまること
- 国民年金か厚生年金・共済年金のいずれかに加入していた
- 20歳未満であった
- 60歳以上65歳未満で、過去に国民年金か厚生年金・共済年金のいずれかに加入していた（老齢基礎年金を繰り上げしている場合は除く）

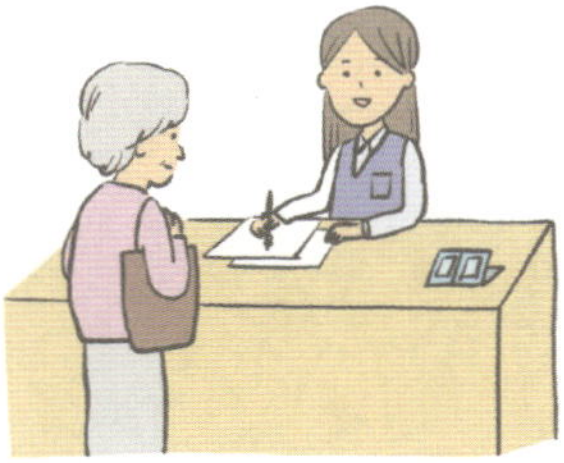

2）一定の保険料の納付要件を満たしている
（初診日に20歳未満であった場合は除く）

3）障害認定日において一定の障害状態にあること

（金額は令和６年度）

「障害者総合支援法」の福祉サービス

「障害者総合支援法」は　障害のある人に必要な福祉サービスをはじめとした支援を定めた法律です。住み慣れた地域で生活するうえで、困難を取り除くためにさまざまな福祉サービスを組み合わせて、それぞれの人に合ったオーダーメイドの支援が受けられるようになっています。これらの支援の中心となっているのは、「自立支援給付」と「地域生活支援事業」の二つです。

自立支援給付は、身体障害者手帳を持っている人や、知的障害や精神障害のある人などを対象に直接行われるサービスのことで、全国どこにいても受けることができます。障害のある人が自立支援給付のサービスを利用した場合、原則としてその費用の9割を国および市区町村が支給し、本人は1割を負担します。ただし、低所得の人については、負担が軽減されています。また、自立支援給付のなかの「自立支援医療」に含まれる「精神通院医療」を利用すれば、精神科の通院医療にかかる医療費の自己負担が、通常の3割から1割に軽減されます。

一方で、自立支援給付のような全国サービスだけでは対応できない、その地域に合った支援を行うのが地域生活支援事業で、市町村が行うものと、都道府県が行うものに分かれています。

市町村では、地域で生活する障害のある人のニーズをふまえ、生活に直結するサービスを地域生活支援事業として実施しています。障害のある人に創作的活動や生産活動の機会を提供する「地域活動支援センター」や、自立度の高い人に低額な料金で居室を提供する「福祉ホーム」、生活や福祉サービスなどの各種の相談に応じる「相談支援」なども、市町村の地域生活支援事業の一環です。

なお、都道府県の地域生活支援事業では、人材育成や専門性の高い事業、広域的に行う事業など、市町村をサポートする事業が中心となっています。

障害がある人の自立を支えるサポート体制

自立支援給付

障害福祉サービス

〈介護給付〉
- 居宅介護（ホームヘルパー）
- 重度訪問介護
- 同行援護
- 行動援護
- 重度障害者等包括支援
- 短期入所（ショートステイ）
- 療養介護
- 生活介護
- 施設入所支援

〈訓練等給付〉
- 自立訓練（機能訓練・生活訓練）
- 就労移行支援
- 就労継続支援（A型＝雇用型、B型＝非雇用型）
- 就労定着支援
- 自立生活援助
- 共同生活援助（グループホーム）

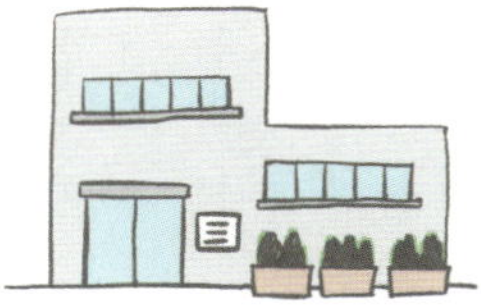

自立支援医療

- 育成医療
- 更生医療
- 精神通院医療

補装具

- 身体障害者用の義肢、車いす　など

地域生活支援事業

市町村事業

- 理解促進研修・啓発
- 自発的活動支援
- 相談支援
- 成年後見人制度利用支援
- 意思疎通支援
- 移動支援
- 地域活動支援センター　など

都道府県事業

- 専門性の高い相談支援
- 広域的な支援
- 専門性の高い意思疎通支援を行う者の養成・派遣
- 疏通を行う者の派遣に係る連絡調整　など

就労のためのサポート

統合失調症の患者さんの就労の相談・支援の窓口はいくつかあり、それぞれで役割が異なります。たとえば、ハローワークには「障害者専用窓口」があり、障害についての専門知識をもつ担当者が、就労・仕事に関する説明をしてくれたり、就職活動の方法を教えてくれたりします。

障害者総合支援法にもとづく就労支援サービスの一つであり、全国に337ヵ所設置されている（2024年4月1日時点）「障害者就業・生活支援センター」では、就労を希望する人のニーズや課題に応じ、職業訓練・職場実習の紹介や、求職活動での同行などを行い、生活面も含めた支援を行います。

また、同じく障害者総合支援法にもとづいた「就労移行支援事業所」は、一般企業への就職をめざす人（65歳未満）を対象にした、就職のための知識や技能を身につけるための通所型の施設です。

各都道府県に1ヵ所以上設置されている「地域障害者職業センター」は、障害者雇用促進法にもとづいた施設です。ハローワークや医療・福祉機関、就職先の事業所などと連携しながら、就職相談や職業能力などの評価、就職前のサポートから就職後の職場適応のフォローまで、それぞれの状況に応じた継続的なサービスを提供しています。サービスのなかには、本人といっしょに事業所（仕事先）に入り、仕事をしやすいようにサポートをする「職場適応援助者（ジョブコーチ）」の支援や、精神疾患によって休職している人が再び職場に復帰できるよう、医療スタッフや企業と連携しながらサポートする「リワーク支援」も含まれています。

また、実際の職場で仕事の訓練をしながら、訓練終了後に雇用を継続できるよう支援する「職場適応訓練制度」や、短時間もしくは試験的な雇用から就労を開始する「精神障害者ステップアップ雇用」や「障害者トライアル雇用」などの制度も活用できます。

就労のためのサポート

ハローワーク

障害者専門の相談窓口を設置し、就職先の紹介、就職に関する相談、就業指導などを行っている

就労をバックアップする制度

● **職業適応訓練**
事業所で作業訓練や環境に適応するための訓練を受ける。訓練生には失業給付（雇用保険受給資格者の場合）や訓練手当が支給される

● **トライアル雇用**
試し期間を設けて働くことができる制度で、企業側に申請をしてもらう。企業は求める適正や能力、技術などを実際に把握することができ、雇用される側は、通勤するうえでの問題や職場の人間関係などが自分に合っているかどうかを確認できる。両者ともに問題なしとなれば、試し期間後に継続雇用が可能となる

地域障害者職業センター

専門の障害者職業カウンセラーを配置し、職業相談や専門的な職業リハビリテーションプログラム、就労準備支援、職場適応支援などを行っている

行われているサービス

● **職業能力の評価**
希望する職種などを聞き、職業能力などを評価したうえで、就労に必要なサポート内容や方法などを含む支援計画をつくる職場適応支援などを行っている

● **職業指導**
職業選択を適切に行えたり、職場で働き続けられたりするための相談や助言を行う。職業準備支援では、作業体験、職業準備講習カリキュラム、グループミーティングなどを通して就労に向けての準備を進める

● **ジョブコーチ（職場適応援助者）**
企業での実習や、就労後に仕事をサポートする。同時に企業に対しても、どのようにサポートをすればよいのかをアドバイスする

● **リワーク支援**
精神疾患によって休職している人が職場に復帰できるよう、医療スタッフや企業と連携しながらサポートを行う

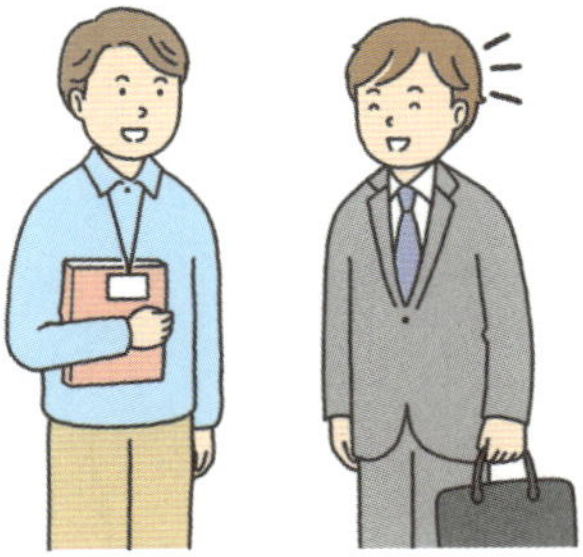

専門スタッフによる支援

多くの専門家が患者さんを総合的に支援

統合失調症はさまざまな症状が生じ、回復までに時間を要する病気で、心身を総合的に治療する必要があります。長期間かつ多岐にわたる統合失調症の治療においては、さまざまな専門家が協力・連携し、患者さんを支援します。

医療機関では、医師や看護師が診察・治療の全般を支援します。作業療法やSST（社会生活技能訓練）などのリハビリについては、精神保健福祉士や作業療法士が担当します。精神療法や認知行動療法については、医師や看護師のほかに、臨床心理士がかかわります。さらに、薬物療法においては、薬剤師が患者さんの服薬への不安や疑問を解消できるよう、アドバイスを行ったり、相談に応じたりします。

患者さんが自立して生活できるように支援する、保健師や精神保健福祉士、ケアマネジャーといった専門家が、地域の精神保健福祉センターや保健所などに在籍しています。就労に関しては、障害者職業カウンセラーや障害者職業相談員など、さまざまな分野の専門スタッフがおり、本人や家族の暮らしをバックアップしてくれます。

これらの専門家以外に、患者さんのもっとも身近にいるご家族の支援も、本人の回復には欠かせません。多くの場合、患者さんにとってもっとも信頼でき、頼れるのは家族であり、家族の考えや接し方は、ときに医療以上に大きな意味をもつともいわれます。

そして、実際に病気に立ち向かうのは、患者さん本人にほかなりません。家族など周囲の人々は、必要以上に過保護にならないよう注意し、自立をサポートしていくことが大切です。

治療をサポートする専門スタッフ

たくさんの専門家が協力・連携し、患者さんを支援します。

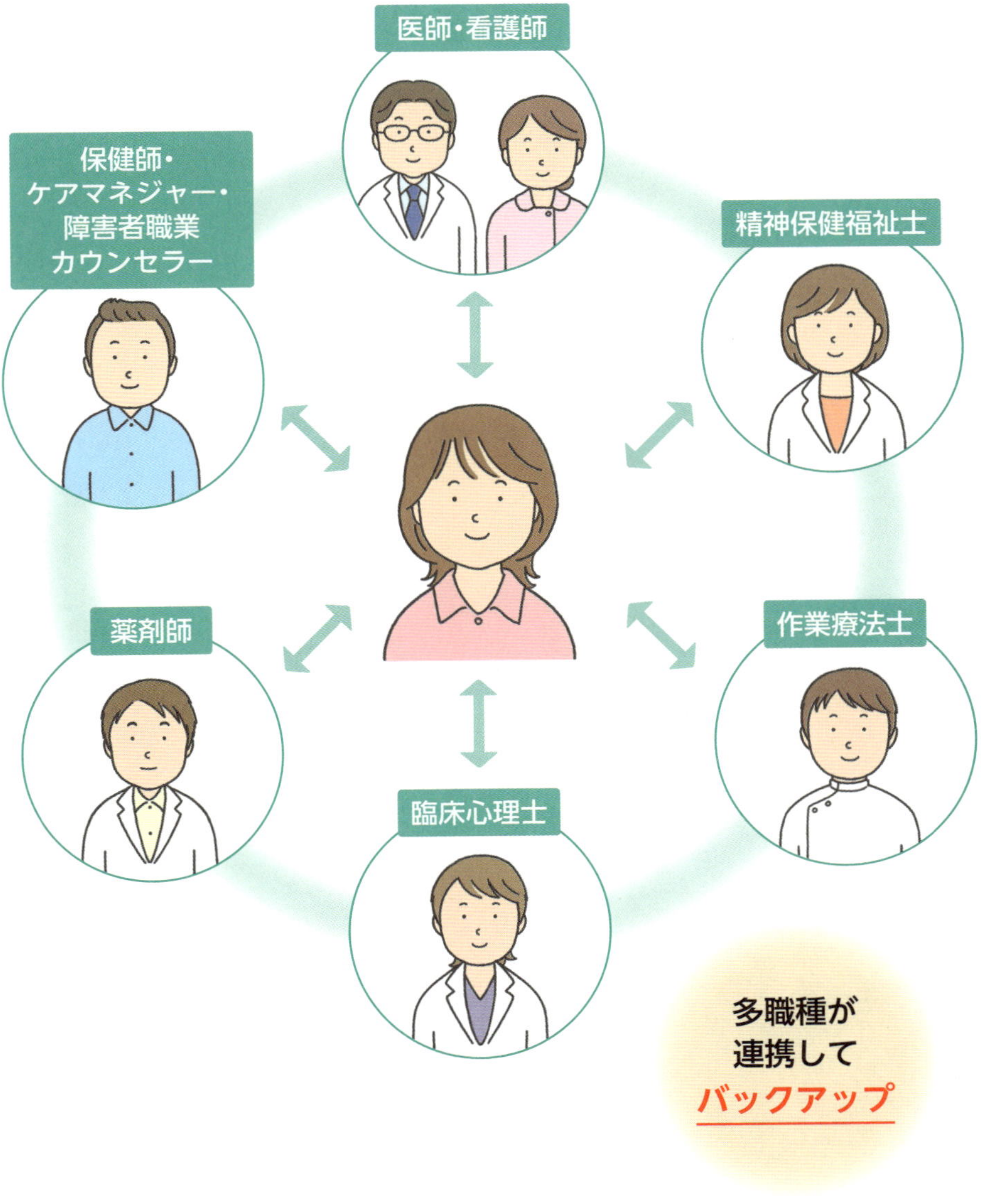

在宅での療養生活を支える訪問看護

自宅で療養している統合失調症の患者さんのなかでも、妊娠・育児中である人や引きこもった状態にある人、身体疾患を合併している人などは、精神科への通院が困難な場合があります。また、ひとり暮らしであるがために、日々の生活に支援が必要な人もいます。そのような患者さんたちを対象に、在宅での療養生活を支えるのが訪問看護です。

統合失調症などの精神疾患を対象とする訪問看護は、「精神科訪問看護」と呼ばれ、精神科の看護師や保健師、作業療法士などが患者さんの居宅を訪問し、支援を行います。精神科訪問看護を利用している人の状態は、令和2年度時点では「統合失調症、統合失調症型障害及び妄想性障害」の割合が63・5％と高く、精神科訪問看護が統合失調症の患者さんにとって、ニーズの高い支援サービスであることがわかります。

統合失調症の精神科訪問看護では、自宅の生活の場を直接確認できるため、「生活のしづらさ」や経済的な悩みといった、生活環境にかかわる困難に対し、適切なアドバイスや支援ができるのが特徴です。また、生活支援のために、行政機関やケースワーカー、訪問介護員（ヘルパー）などと連携することもできます。

さらに、居宅を訪問することで、本人とご家族との関係や、ご家族の悩みや相談を確認することができます。ご家族の悩みを聞き、利用可能な支援サービスを提示できることも、訪問看護の利点といえます。

精神科訪問看護を希望する場合は、まず主治医に相談します。主治医は地域の訪問看護ステーションに「指示書」を提出し、それにもとづいて訪問看護がスタートします。なお、精神科訪問看護は保険診療が認められており、自立支援医療（P132参照）も適用となります。

心強い助けとなる「精神科訪問看護」

精神科の看護師、保健師、作業療法士が自宅を訪問し、サポートする制度です。

おもな対象者

- 症状の重い身体疾患を合併している人
- 日々の生活に支援が必要なひとり暮らしの人

受けられる支援

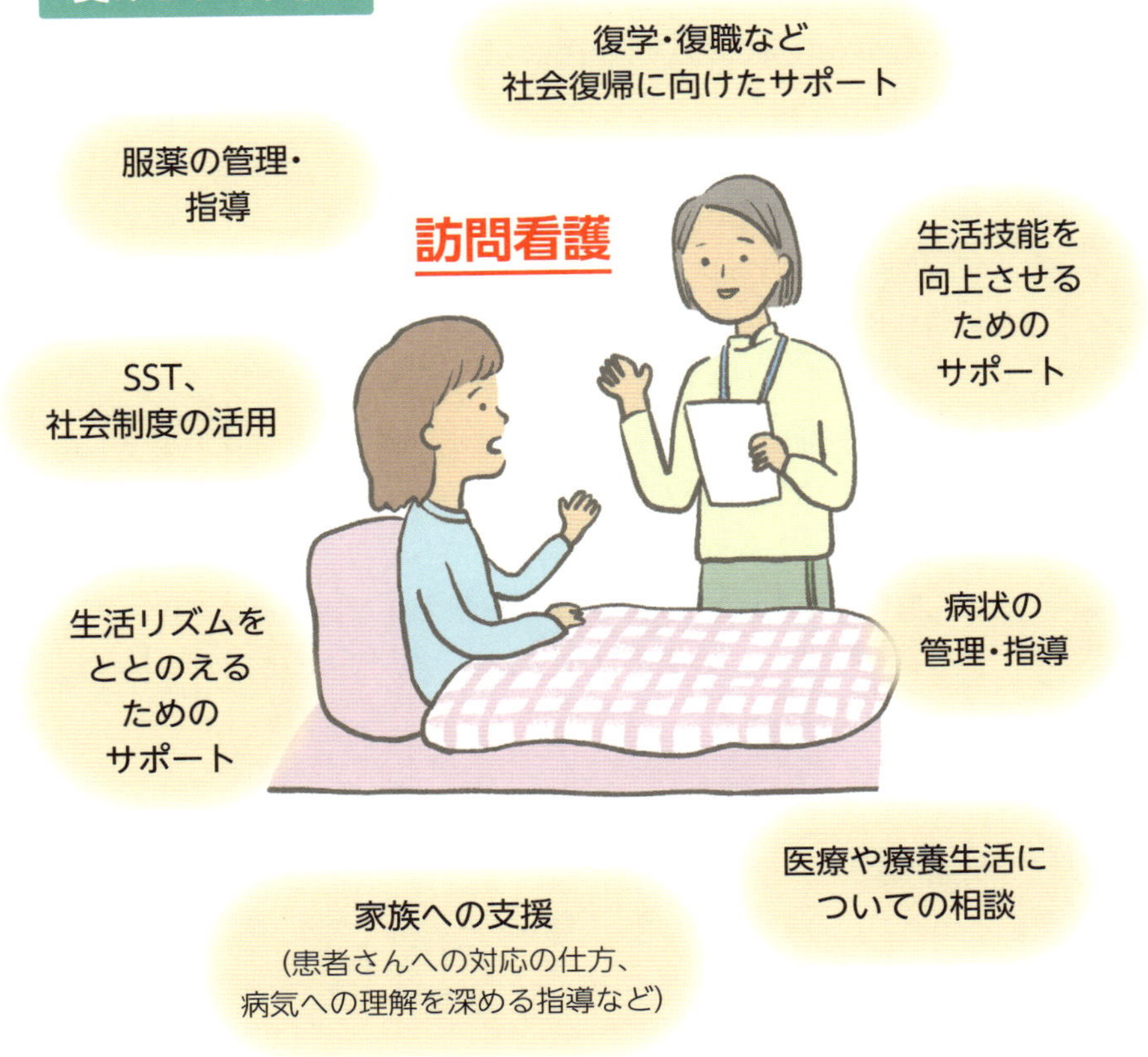

訪問看護
復学・復職など社会復帰に向けたサポート
服薬の管理・指導
生活技能を向上させるためのサポート
SST、社会制度の活用
生活リズムをととのえるためのサポート
病状の管理・指導
医療や療養生活についての相談
家族への支援
(患者さんへの対応の仕方、病気への理解を深める指導など)

Column

医師や医療機関を見直すケース

多くの医療機関および精神科医は、できる限りの治療をしようと献身的に診療をしています。その一方で、適切とはいえない治療を行っている可能性のある医療機関・医師が一部に存在します。

たとえば、医師が患者さんやそのご家族の話に聞く耳をもたず、一方的に指示をするだけでは、適切な治療を行うことができません。たとえ間違いのない治療を行っていたとしても、患者さんやご家族の孤立感を深め、治療への誤解を生むことにもつながります。処方薬についての説明をしない、または治療を続けるうえでの相談にのらないような医師も同様です。こういった医師が担当医である場合は、セカンドオピニオンでほかの医療機関に相談するなどの対応をとったほうがいいでしょう。

また、病状が思わしくないのに同じ処方を長期間にわたって続けていたり、とくに理由もなく処方薬を増やしたりと、回復をともなわない、もしくは回復の可能性を低下させるような治療がみられる場合にも、主治医の変更やセカンドオピニオンを検討してみましょう。

統合失調症からの回復には、医師や看護師だけでなく、臨床心理士や精神保健福祉士などの専門職の人々とのかかわりが必要不可欠です。しかし、こういった専門職とのかかわりに消極的だったり、身体疾患の併発時に対応してくれなかったりする場合にも、医師および医療機関を見直す必要があります。患者さんの心身をさまざまな形でケアしてくれる医療機関・医師を探し、相談してみてください。

第4章

病気とともに生きる

統合失調症の回復には、患者さん本人が薬物療法やリハビリに取り組むことが大切ですが、そこに家族の協力と理解は欠かせません。病気を正しく理解し、受け入れることができれば、病気と上手に付き合うことができるでしょう。

家族内の関係を見直す

よりよい関係を目指す

統合失調症の患者さんにとって、家族はもっとも身近な人間関係であり、もっとも大切な支援者でもあります。そして、家族との関係は、本人の気持ちや病気からの回復に大きな影響を及ぼします。

たとえば、陰性症状で一日中ゴロゴロしている患者さんに、「怠けてばかり」「シャキッとしなさい」と批判をしたり、反対に「病気なのだから、家族が守らないと」と過保護な態度をとったりすることは、本人の回復を妨げ、再発率を高めるといわれています。実際、イギリスで実施された統合失調症に関する調査では、家族が批判的・攻撃的・過保護の傾向が高い場合の、患者さんの再発率は51％で、反対にその傾向が低い場合の患者さんでは13％と、家族関係が再発に深くかかわっていることが伺えます。

また、「母親は患者さんに過保護だが、父親は疎遠」といったように、家族内での関係に偏りがあったり、家族が偏りに気づけなかったりすると、家族関係にほころびが生じることがあります。こういった家族内のアンバランスさを改善するために、「家族療法」を行うことがあります。家族療法では、医師を交えて家族のみなさんが家庭内の関係について話し合い、関係においてどのような偏りがあるかを共有し、バランスのとれた関係を築くにはどうするべきかを考えていきます。

なお、この家族療法は、「誰のせいで病気になったのか」といった、「犯人探し」をするものではありません。現在の家族のありのままの姿を見つめ、関係を改善し、本人と家族の「これから」について話し合っていきます。

家族は互いに影響し合う存在

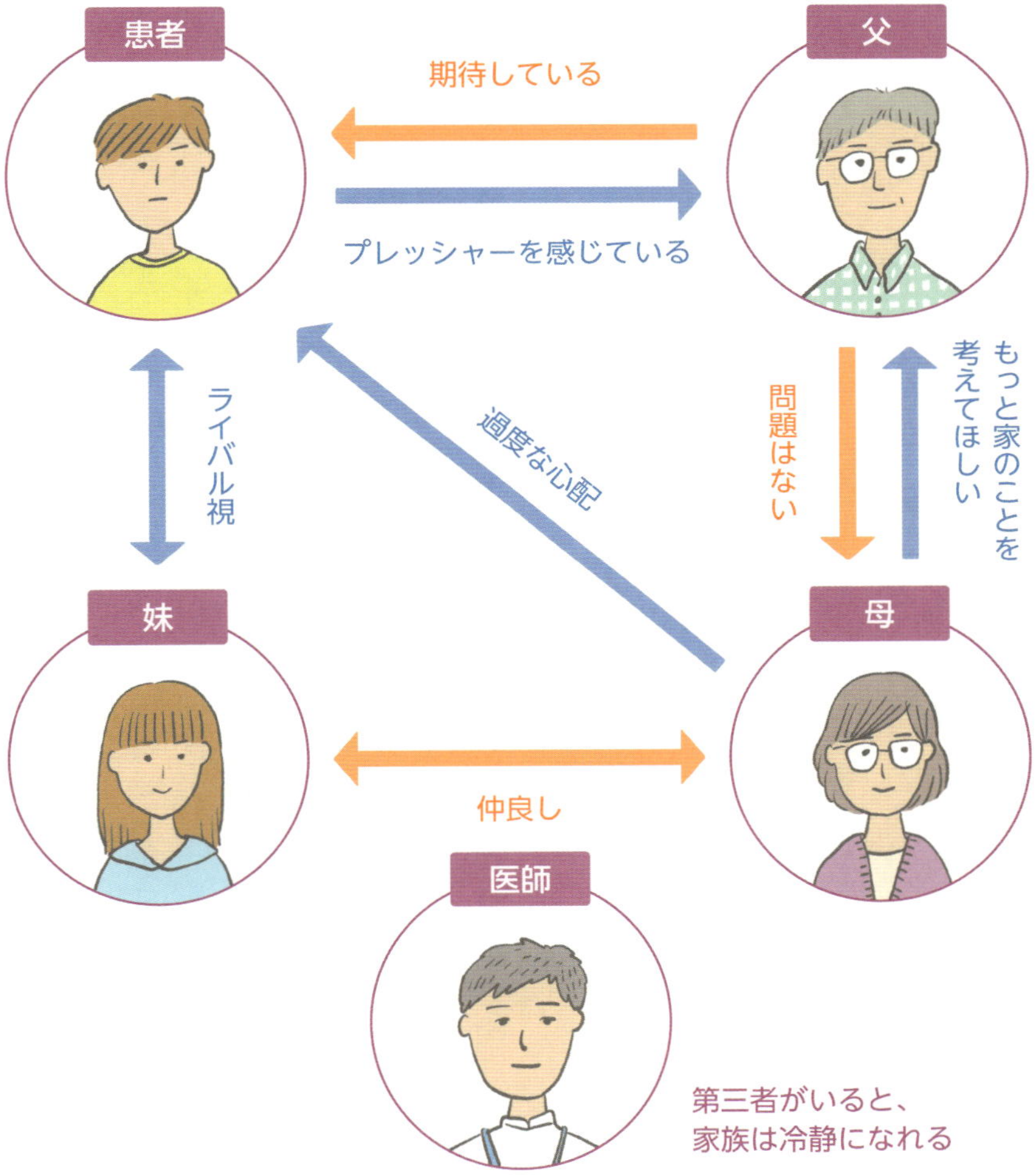

「家族療法」は「今」と「これから」の家族の関係を見直すことが目的で、「犯人探し」ではない。医師やカウンセラーなどの第三者がいると、言いにくいことも思い切って話すことができる

「家族教室」で学ぶ

統合失調症は治療が長期間に及ぶことから、治療中には患者さんはもちろん、支えるご家族も「この治療法でよいのだろうか」「もう治らないのではないか」と、不安を抱かれることが少なくありません。また、患者さんにどう接してよいかわからず、日々悩んでいたり、「私たちの育て方が悪かったのではないか」と自責の念にかられていたりするご家族もいます。

こういった不安や悩みは、ご家族が統合失調症という病気についての知識を得られずに、「統合失調症は怖い病気である」といった誤った思い込みから生じている可能性があります。そのため、ご家族が統合失調症への理解を深め、患者さんとの接し方を学ぶ必要があるのです。その学びの場が、「家族教室」です。

家族教室は、複数の家族が統合失調症に関する専門的な知識を学ぶ場で、主に医療機関や市区町村などが主催しています。医師や看護師などの医療スタッフから、病気や薬の知識、対処法、福祉サービスの情報などについて学びます。参加している家族同士の話し合いの時間が設けられていることもあるなど、多様なプログラムが用意されており、1回で終了するものもあれば、数回（数日）にわたるものもあります。また、発病したばかりの患者さんのご家族を対象にしたものや、慢性期に入った患者さんのご家族を対象にしたもの、引きこもっている患者さんのご家族を対象にしたものなど、さまざまな形式のものがあります。

患者さんが統合失調症と診断を受けたときに、正しい知識をもっているご家族はほとんどいません。家族教室で学ぶことで、統合失調症への理解を深めれば、ご家族は患者さんと適切に接することができるようになり、本人も気持ちが安定するなど、よい効果が期待できます。

家族教室で学べること

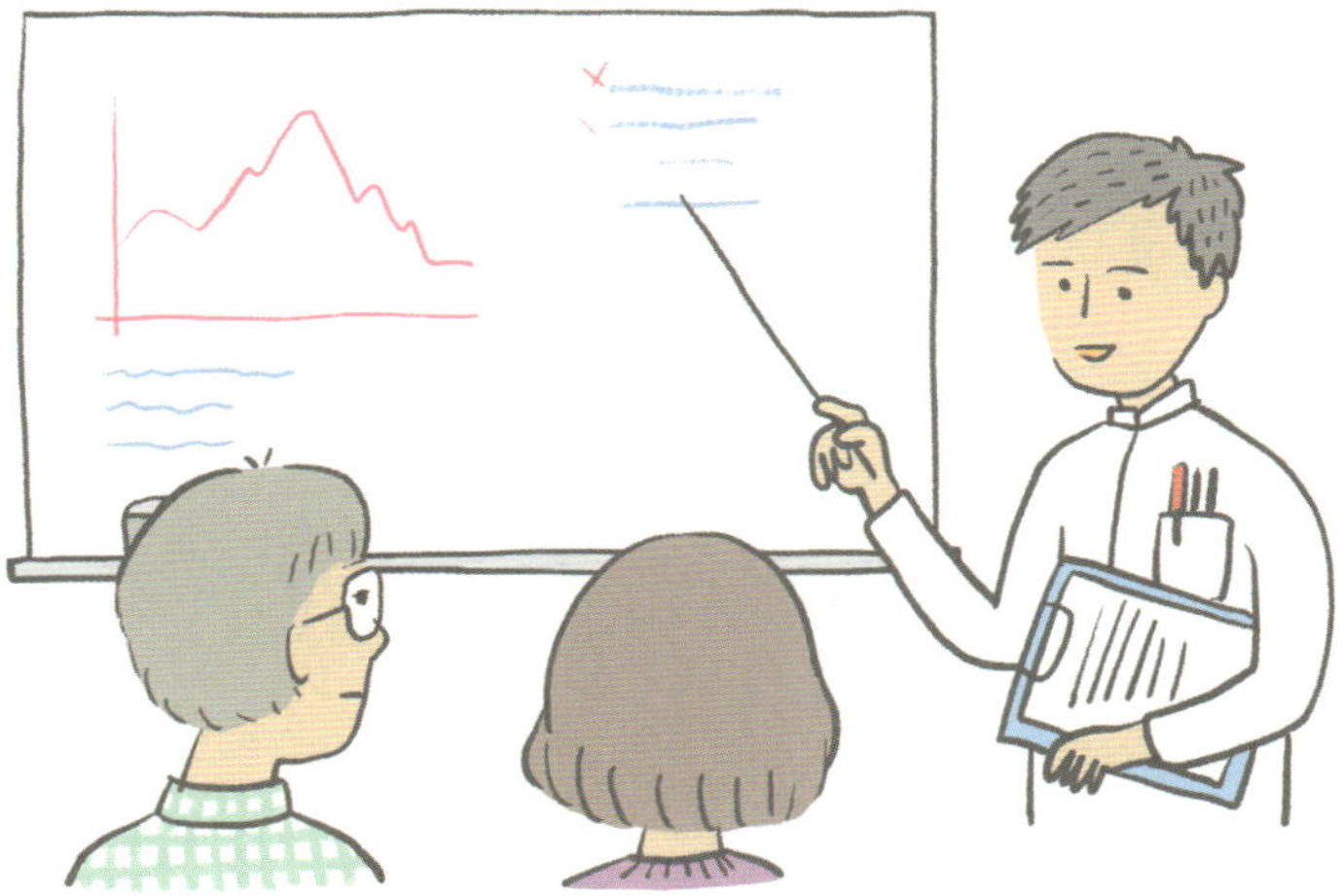

学べること

- 医師や看護師、医療スタッフによる病気についての知識
- 治療や療養に利用できる福祉サービスの情報
- 患者さんとの接し方（講義だけでなく、実践練習をすることも）
- ほかの家族の考えや気持ち

参加するには

医療機関、地域の保健所、保健センターなどで実施されている。通院している病院や、地域の保健福祉担当窓口に問い合わせる

家族同士が交流できる「家族会」

「家族会」は、精神疾患の患者さんの家族が集まって、交流ができる場です。すべての都道府県に設けられ、全国で1600ヵ所ほどあります。

統合失調症をはじめとした精神疾患には偏見が多いことから、患者さんのご家族は悩みを誰にも相談できず、孤独感を抱えたり、悩みを深めてしまったりします。また、病気は本人だけでなく、家族の生活をも大きく変えてしまう出来事です。家族の自由が制限されるなど、「この生活がいつまで続くのだろうか」と不安を感じやすくなります。

そこで家族会では、同じ病気の患者さんのいる家族同士で、それぞれの家族だけでは解決しにくいことを話し合うことができます。抱えている問題をすべて解決できなくても、「悩みを聞いてもらうだけで、気持ちがらくになった」と話すご家族は少なくありません。また、ほかのご家族の話を聞き、患者さんへの接し方のヒントを得られることもあります。家族としてどのように気持ちを整理すべきかを知るきっかけにもなり、本人とよい距離感で接することができるようにもなります。

家族会は、病院が運営する「病院家族会」や、地域を基盤にした「地域家族会」、有志が集まって運営・活動している自助グループなど、いくつかの種類があります。近年はさまざまな形式の家族会が増え、NPO法人となった大きな会から、参加者が10人未満の少人数の会まで、規模もさまざまです。また、家族会には、みんなで自由に話し合う交流会形式のものもあれば、専門家を招いて講演会を開催するものもあります。また、統合失調症の正しい知識を広めようと、一般の人も参加できる公開講座や地域イベントを開催することもあります。

また、近年は患者さん（当事者）同士の交流を目的とした、「患者会」「当事者グループ」の活動も広がっています。

家族同士で支え合う

「家族会」は同じ悩みをもつ同士、ふだんなら言えないことを話したりして支え合う貴重な場です。

交流会

ほかの家族と話し合う場。テーマを決めて話したり、自由に話をしたりするなど、さまざまなスタイルがある

啓発活動

公開講座を開いたり、地域のイベントに参加したりして、偏見をなくし、理解を広める活動をする

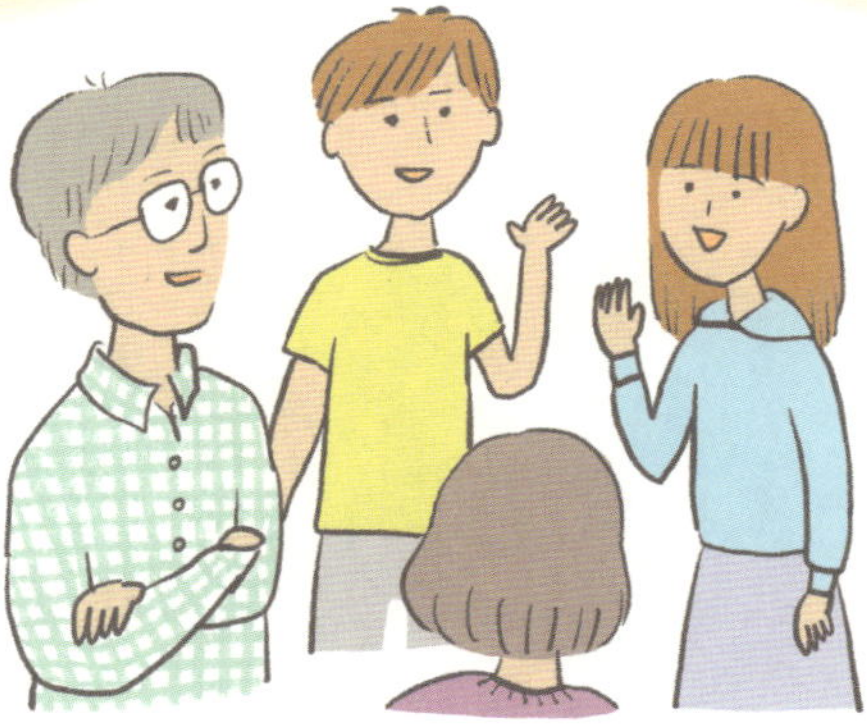

講演会

病気への知識を深めるために、専門家を招いて講演会を開く

福祉施設の運営

福祉作業所やグループホームを運営する家族会もある

人は物語を生きる

人生の価値観の変更が回復へとつながる

私たちは、「私は一生懸命努力して、有名大学に合格し、卒業後は一流企業に就職する」などと、「自分の人生はこうなるだろう」といった、人生の筋書きともいえる「物語」を無意識に抱いているものです。しかし、人生においては、その「物語」から大きく逸脱せざるを得ない出来事に見舞われることがあります。統合失調症の発症も、その出来事の一つでしょう。「物語」として描かれていた人生を歩めなくなり、自暴自棄になったり、不安で苦しんだりすることもあるに違いありません。

しかし、この「物語」は、描き直すことができます。最初にあげた例でいえば、たとえ有名大学に合格することが叶わなくても、家業の跡取りとなり、働き続けているうちに、まわりの人から「あなたのおかげで家業の経営がよくなった」と言われるようになったとします。そのとき、「家業をよくするために、自分はこの道を選んだのだ」という新しい「物語」が生まれ、さらに「ならば、家業をもっと拡大させよう」などと考え、発展していくはずです。つまり、生きるうえでの価値観が変わり、別の人生を歩むようになったことで、回復できるようになるのです。

症状が治まったら、ぜひ自分のできる範囲で、好きなことに取り組んだり、行動したりしてみてください。ふとしたときに、「自分はこんなこともできたのだ」と気づけたり、ほかの人から「ありがとう」と言われて、「やってよかったな」と感じたりすることもあるはずです。それこそが、新しい「物語」のはじまりとなり、生きるうえで大切な尊厳や自尊心を回復できるきっかけとなります。

人生の「物語」を描き直そう

当初思い描いていた「物語」の通りではなかったとしても

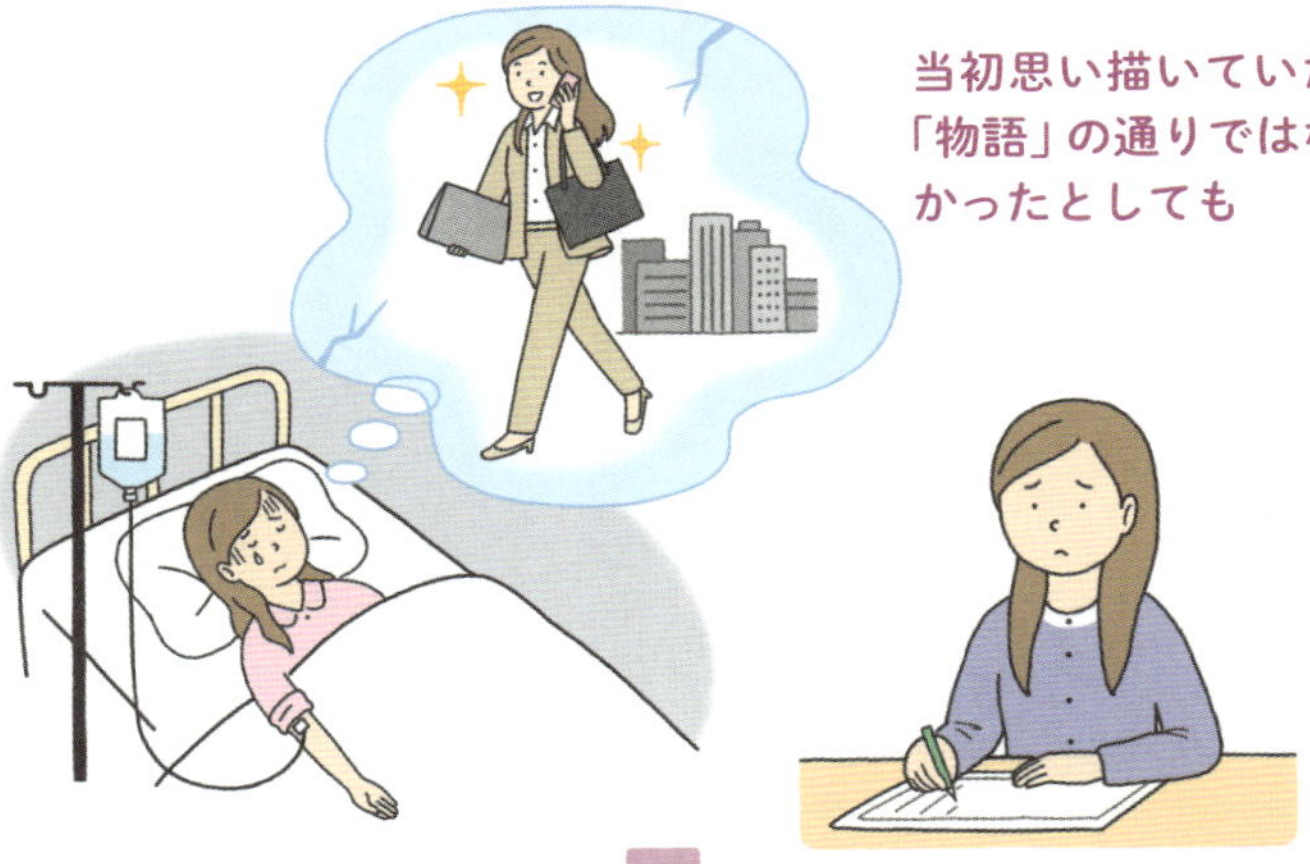

新しい「物語」を描き直して生きていく

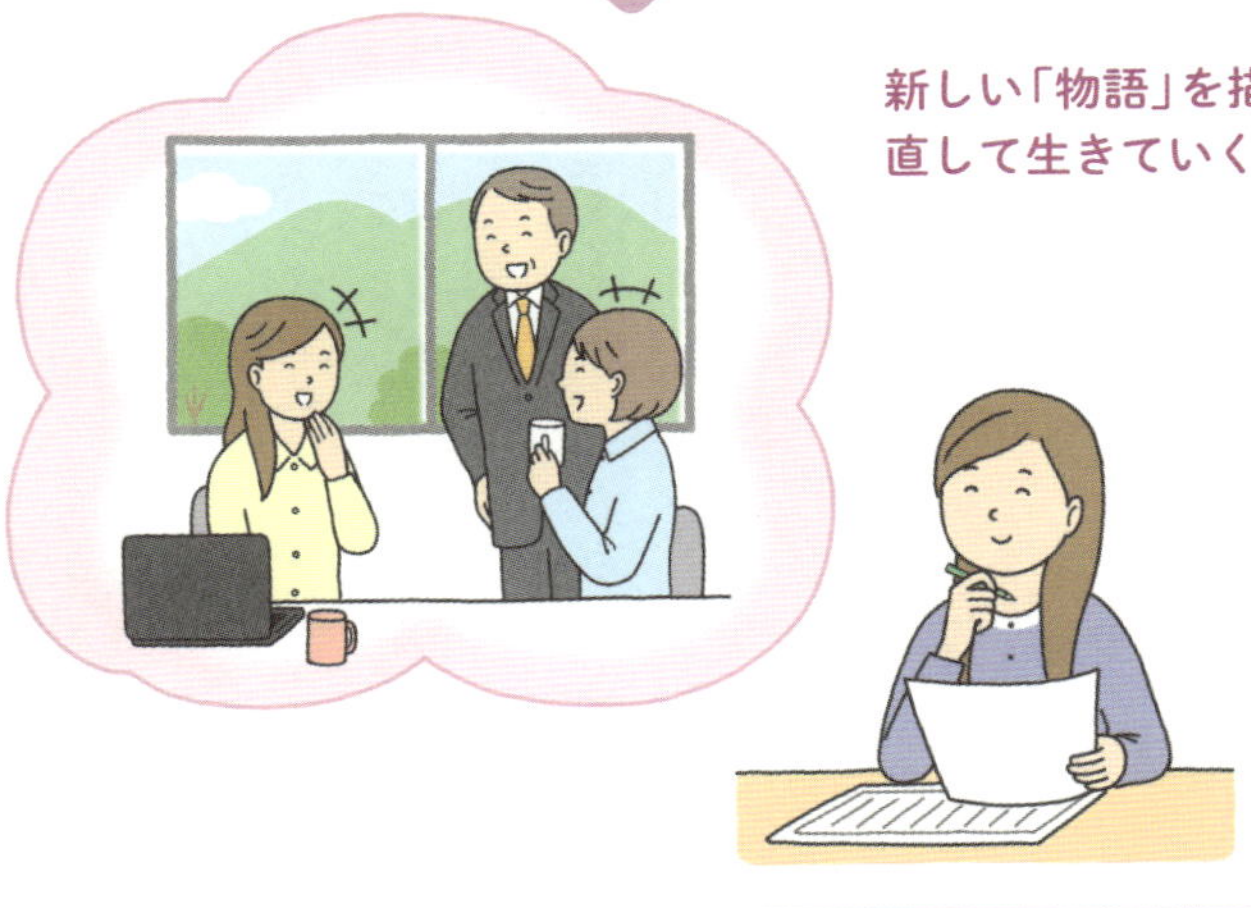

「物語」が、自分が思い描いていたものから逸れてしまっても、新しく描き直せばよい

脳に気持ちのよいことをする

「自分らしさ」を活かすようにする

122ページで説明したとおり、体温などを良好な状態で保とうとする「恒常性の維持」は、脳内でも起こっています。つまり、脳にとっての「よい状態」を維持させることが、脳の健康には大切なのです。そして、脳の「よい状態」を保つには、「気持ちがよい」と思えることを行うようにします。

たとえば、暑い日に冷房の効いた部屋に入ると、「気持ちがよい」と思えるものです。これは、体が冷やされて、体温が良好な状態になるためです。脳も同様で、何かをしたあとに「気持ちがよい」と思えるのは、その行動によって脳が良好な状態になるためです。つまり、脳の健康を保つには、「気持ちがよい」と思えることを率先して行うことが大切なのです。

反対に、「嫌だな」「つまらない」と思えることは、脳によいとはいえません。とくに後悔や反省といった、自分を責めるような行為・考えは、脳に悪いのです。統合失調症になったことで、「あれが病気の原因ではなかったか」「ああしておけば病気にならなかったのに」と考えてしまうと、脳の健康を損ねてしまいます。

また、病気からの回復をめざして「自分を変えよう」と思うかもしれませんが、無理に明るく振る舞うなど、「自分らしくないこと」をするのは、脳の「よい状態」から逸脱することでもあります。無理に自分を変えようとすると、脳を「よい状態」にする恒常性が保てず、悪い影響を及ぼしてしまうのです。回復のためには、自分の性格や気質を否定するのではなく、「自分らしさ」を活かし、「今の自分には何ができるか」を考えて行動してみましょう。

「自分らしさ」が脳によい

脳に悪いこと

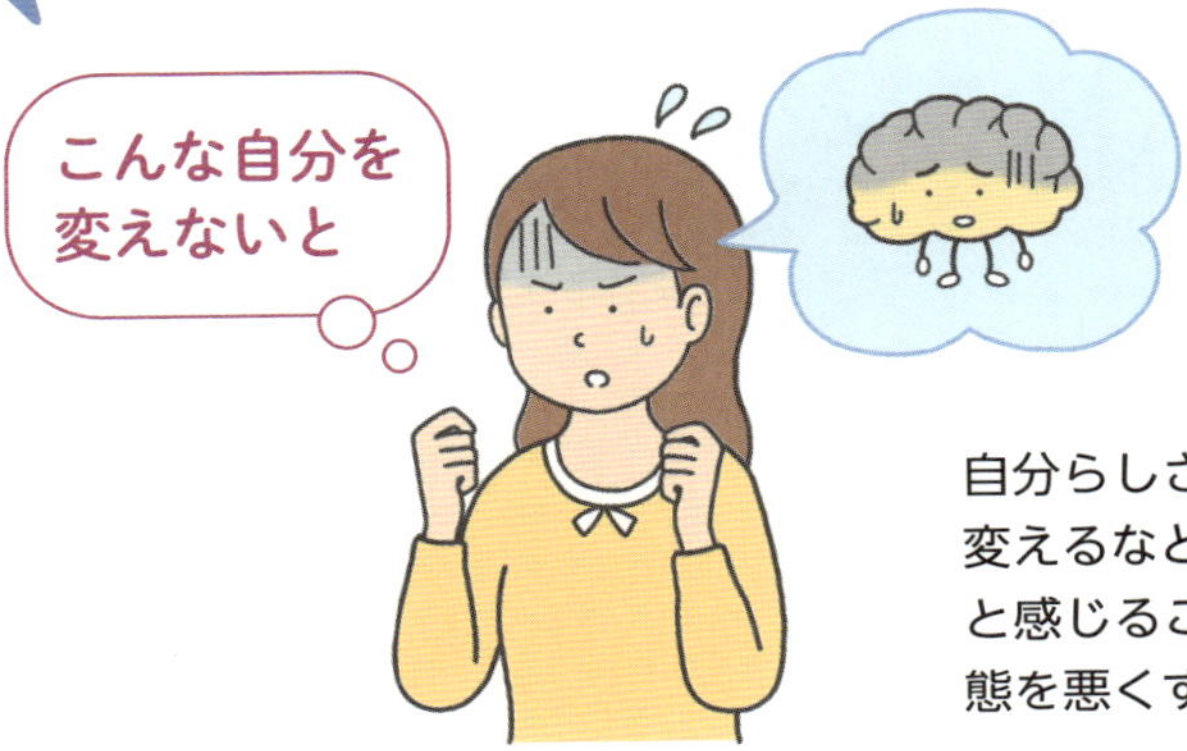
こんな自分を
変えないと

自分らしさを無理して変えるなど、「嫌だな」と感じることは脳の状態を悪くする

脳によいこと

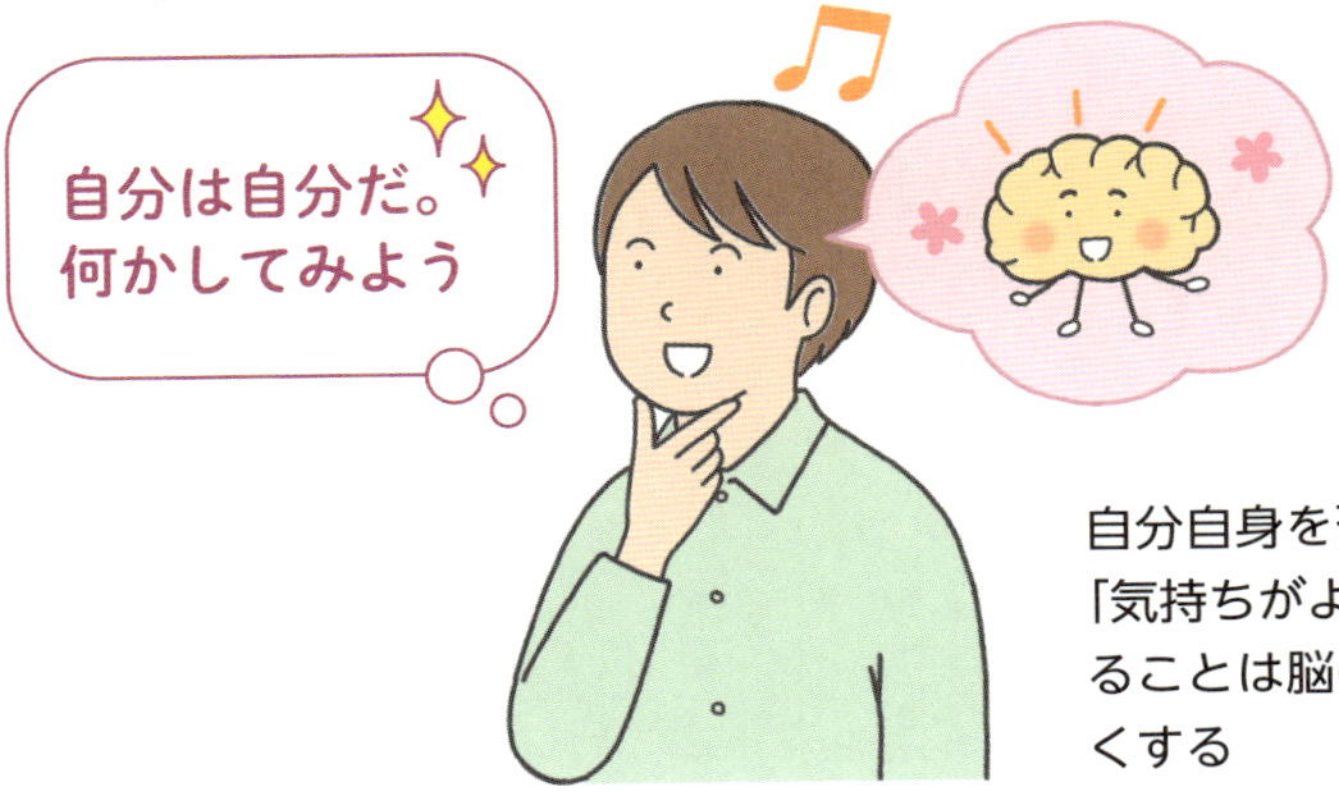
自分は自分だ。
何かしてみよう

自分自身を否定せず、「気持ちがよい」と感じることは脳の状態をよくする

生物には自然治癒力がある

症状は「必要」だからこそ生じる

統合失調症は患者さんに、さまざまな症状を引き起こします。それらはまわりの人からすると、「問題行動」としか思えないものが多いですが、じつは症状には、本人の心身を守るための「対処行動」としての側面があるのです。

44ページで説明した、妄想によって孤独から心を守っていた例のように、幻覚や妄想が現れるのも、現実世界でつらいことがあったせいで、その現実を見ずに済むようにしている可能性があります。また、疑い深くなったり、まわりの言葉に耳を貸さなくなったりするのも、人にひどいことを言われたり、だまされたりした経験から、自分の身を守ろうとするための行動ともいえます。

そこには、身体疾患による症状に似ている面があります。たとえば、感染症に罹患したときには、発熱の症状が現れます。発熱は体力を消耗する非常につらい症状ですが、高温に弱いウイルスの増殖を抑えるという、自然治癒力による反応といえます。統合失調症においても、こういった身体疾患と同じように、脳が自然治癒をしようとして、さまざまな症状を引き起こしていると考えることができます。

そうなると、症状が始まったということは、その症状が必要になったためともいえます。何かが起こっていたとしても、それ以前には折り合いをつけていたのに、なんらかのきっかけで、症状を引き起こさなければ、心身を守ることができなくなってしまった可能性があるのです。症状への対処を考える際には、症状が起こる前にはどんな折り合いをつけていたのかを、当人を含めてご家族で振り返ってみるのもよいかもしれません。

症状は必然的に起こる

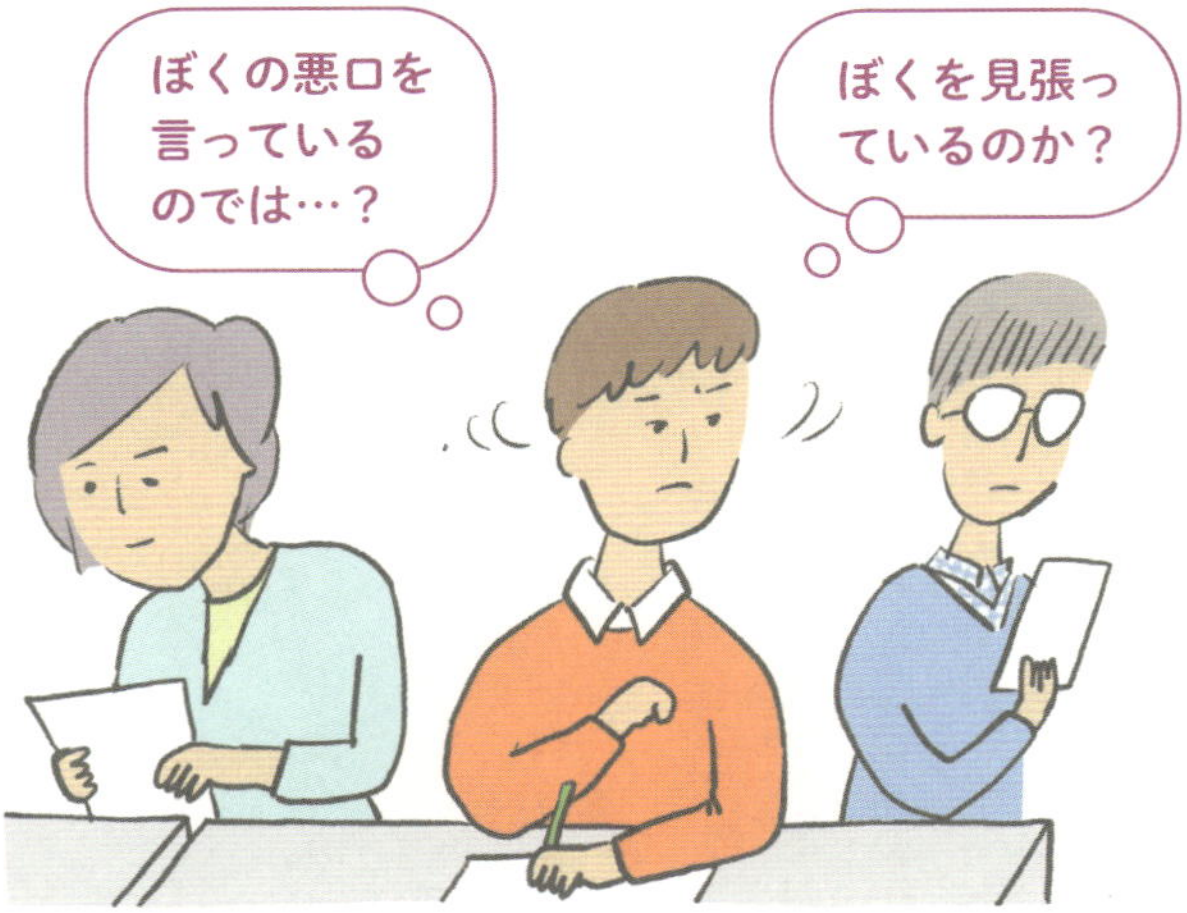
ぼくの悪口を
言っている
のでは…？
ぼくを見張っ
ているのか？

周囲の人を疑う
症状が出る

実は…

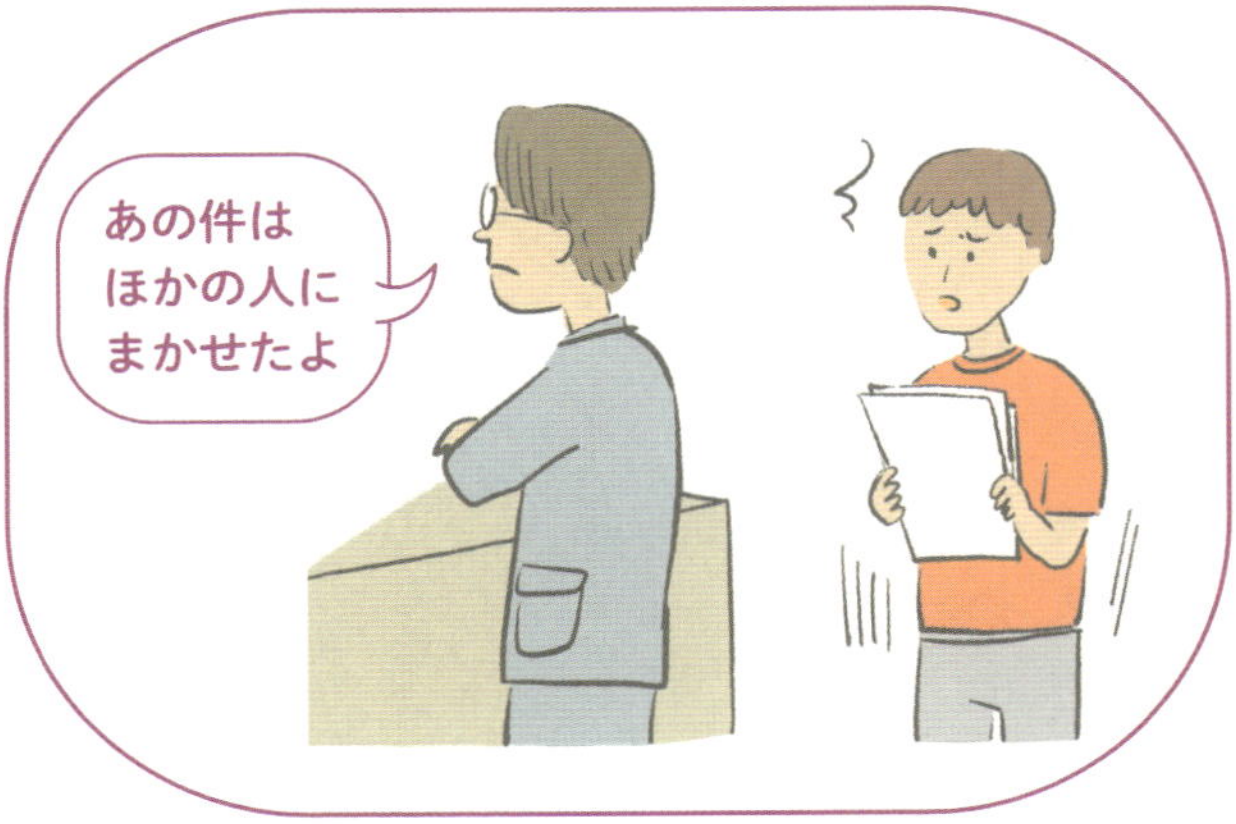
あの件は
ほかの人に
まかせたよ

若いころに信頼していた人に裏切られてショックを受けた経験がつらい記憶として残っている

幻覚や妄想が現れるのは、つらい記憶などから自分の身を守ろうとしているため。また、自然治癒をしようとするために症状が出ているとも考えられる

脳だけではなく、体の健康も大切

人間は脳と「脳の外側」が一体化した存在

人の心――人間のさまざまな思いというのは、脳内にあるドーパミンなどの神経伝達物質という化学物質の作用により生じているといえます。

しかし、私たちが自分らしく生きるうえで必要な、尊厳や自尊心を生み出す化学物質は存在しません。尊厳や自尊心は、人と人がお互いの関係のなかで、感謝したり、気づかい合ったりすることで生じる「共鳴現象」のようなものです。つまり、相手がいないと生まれないものであり、対人関係という「脳の外側」で生まれるものなのですから、心を「脳の作用」だけで説明するのは不可能といえます。

また、どんなに勉強ができる人でも、体の調子が悪いと、テストの問題をうまく読めなかったり、問題を解くための道筋を考えられずにイライラしたりするものです。これは、「勉強ができる」という脳の機能だけでなく、「体調」という脳の外側が健康でない限り、心や脳も健康を維持できないということです。つまり、心は脳だけでなく、人間関係や身体ともかかわる存在といえるのです。

統合失調症においても、「脳の病気」といわれることは、脳だけを分離しているかのような印象を受けます。人間は脳だけで生きているわけではなく、身体や心、そして人間関係や環境とともに存在し、それらを「一体化」させた存在です。ですから、機械などの人工物のように、壊れたところだけを修理すれば元に戻るというわけではありません。統合失調症で「心」に変調を来しているならば、脳の治療だけを行うのではなく、身体や人間関係、環境など、すべてを見直したり、バランスを整えたりする必要があるのです。

心の健康には「脳」以外の健康が大切

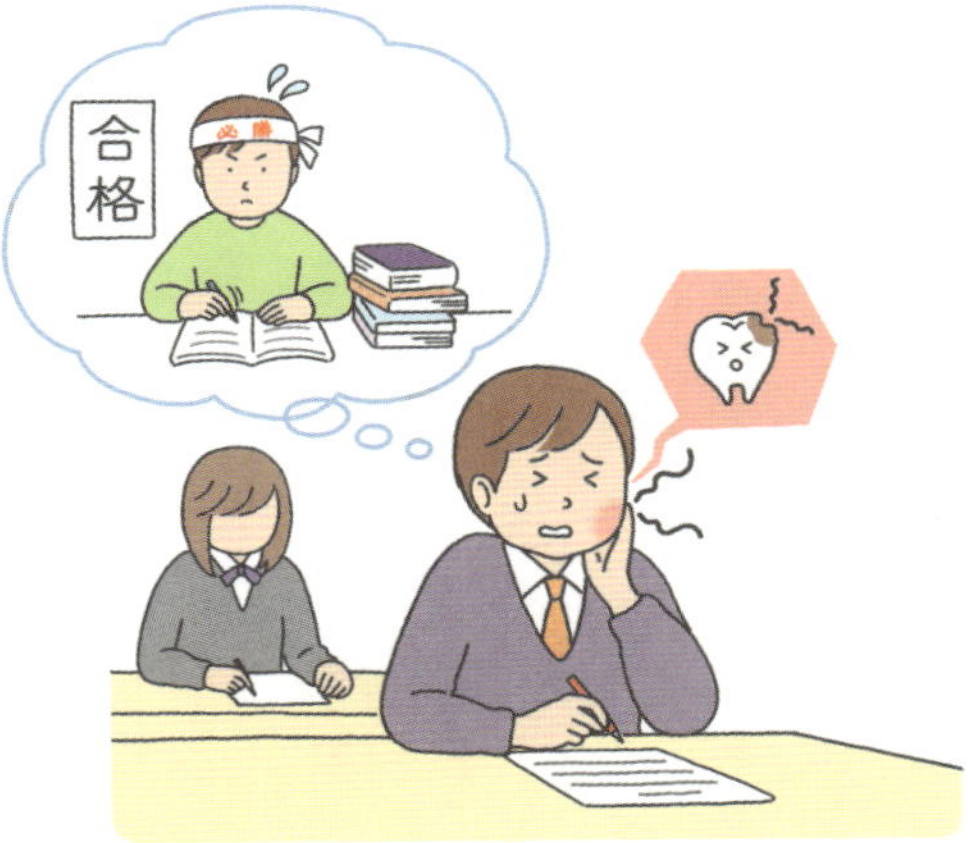

どんなに勉強しても、試験当日に虫歯が痛ければ、解答に集中できない

＝

体調が悪いと、脳はうまく機能しない

心の健康 ＝「脳」「体調」「人間関係」などが良好

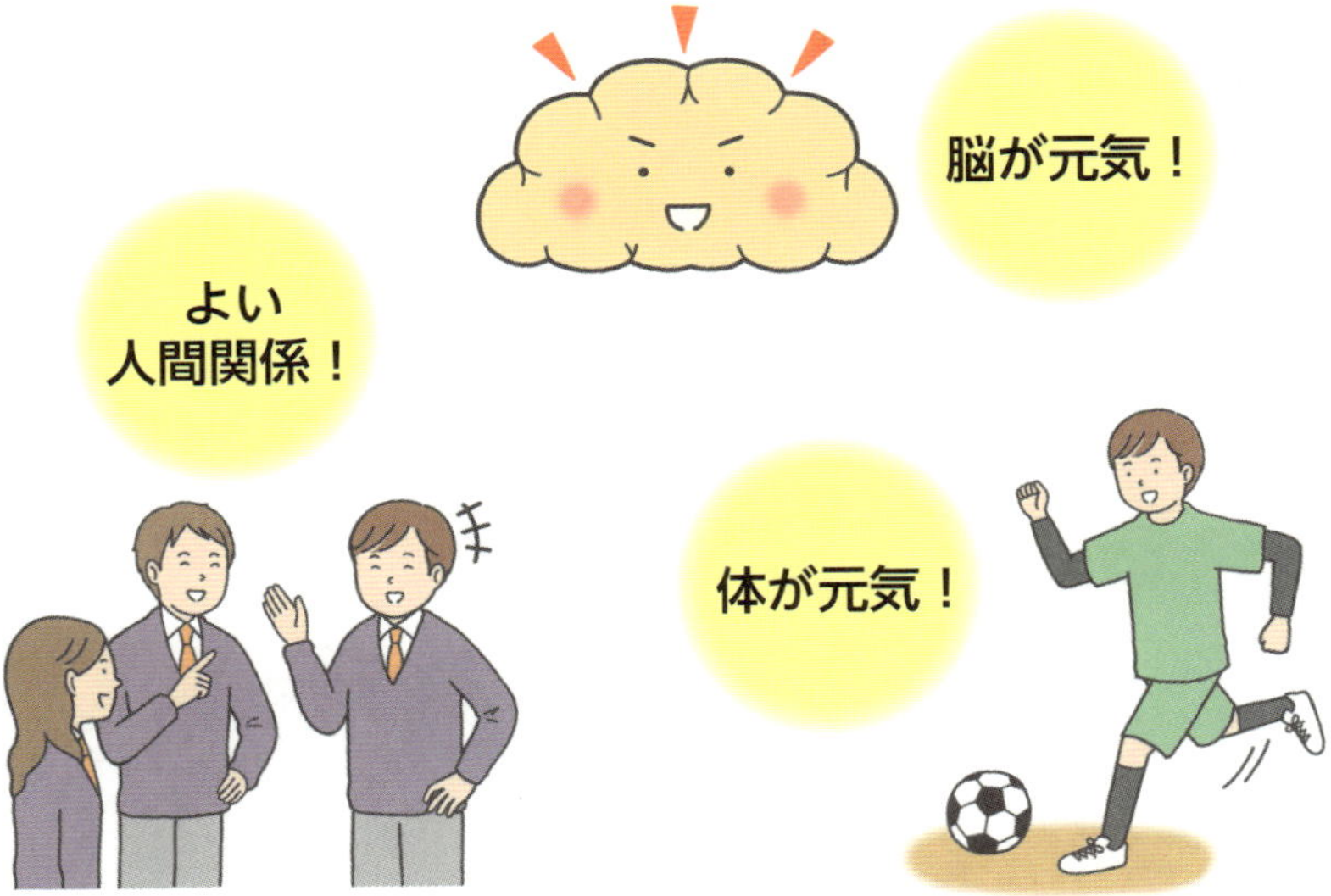

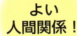

回復のヒントは調子のよいときにある

「後悔」と「反省」は脳に悪い

私たち人間は、よい情報よりも、悪い情報のほうに注意が向きやすい傾向があります。統合失調症の回復過程においても、「よいこと」よりも、「悪いこと」ばかりに目が行ってしまいがちです。

たとえば、ストレスを感じてなんらかの症状が出たときに、回復に5日かかるときと、1日しかかからないときがあるとしたら、どうしても「5日もかかった」という「悪いこと」に目が行ってしまうものです。そして、「なるべくすぐ回復しようと思ったのに、5日もかかってしまった」と後悔したり、「ストレスから逃げられなかったから、3日もかかってしまったのだ」と反省したりするのは、かえってストレスとなり、脳の健康によいこととはいえません。

そういった後悔や反省よりも、「1日で回復できたことがある」という「よいこと」に目を向けてみましょう。そこに回復のためのヒントがあるはずです。どんなことが功を奏して1日で回復できたのかを、ご家族で話し合ってみてください。患者さん本人もご家族も気づかないうちに、回復を助けるようなことをしているかもしれません。「ストレスを受けたあとに体を動かしていたからかな?」「そういえば、ゆっくり眠るようにしていたな」などと、たった1日で回復できた要因を見つけ、「今度もそうやって対処しよう」とよろこぶほうが、本人もご家族も気持ちが健やかになります。

このように、回復を助ける要因・工夫を「よいこと」のなかから少しずつ見つけ、生活に取り入れていくことが、本人はもちろん、ご家族の健康度を高めるためのコツです。

「よいこと」に目を向けよう

「悪いこと」に注目すると

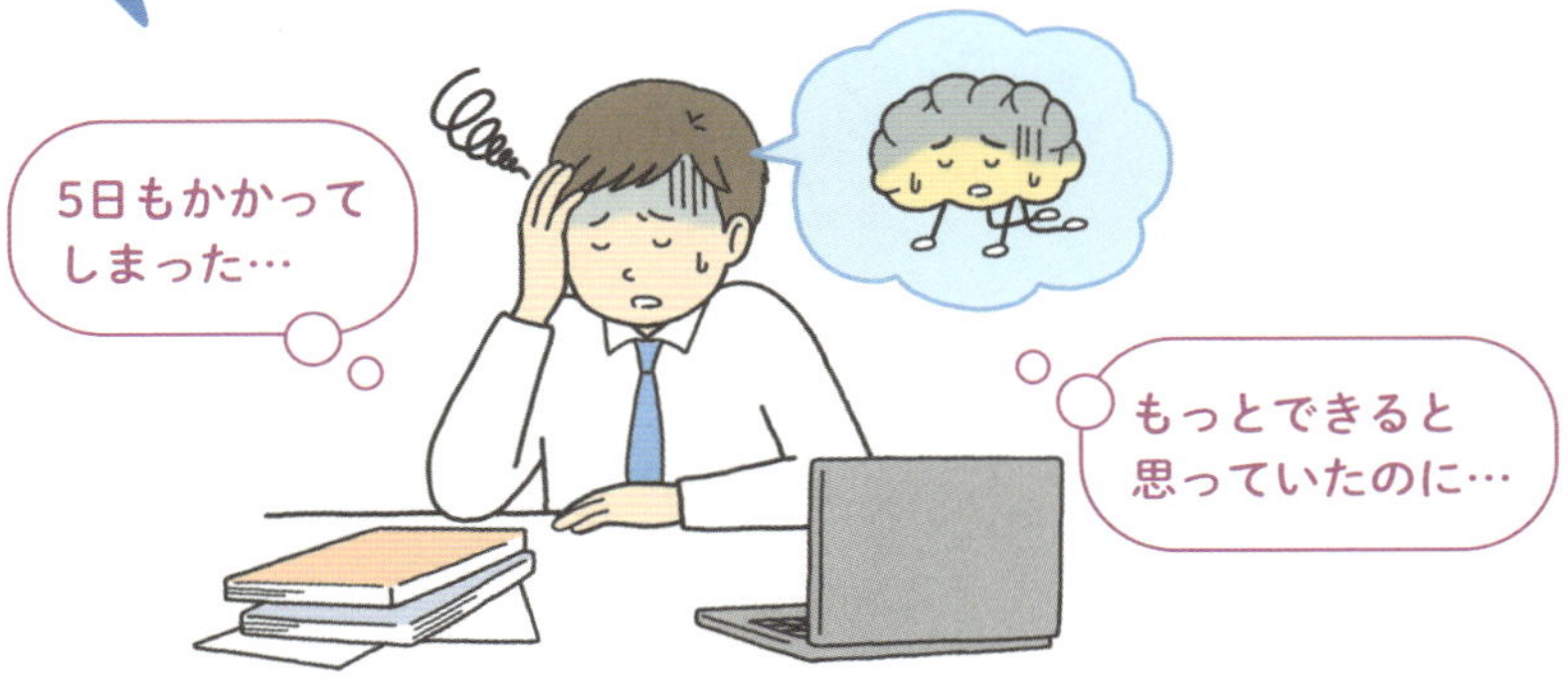
5日もかかって
しまった…
もっとできると
思っていたのに…

→ **ストレスになり、回復が遅れる**

「よいこと」に注目すると

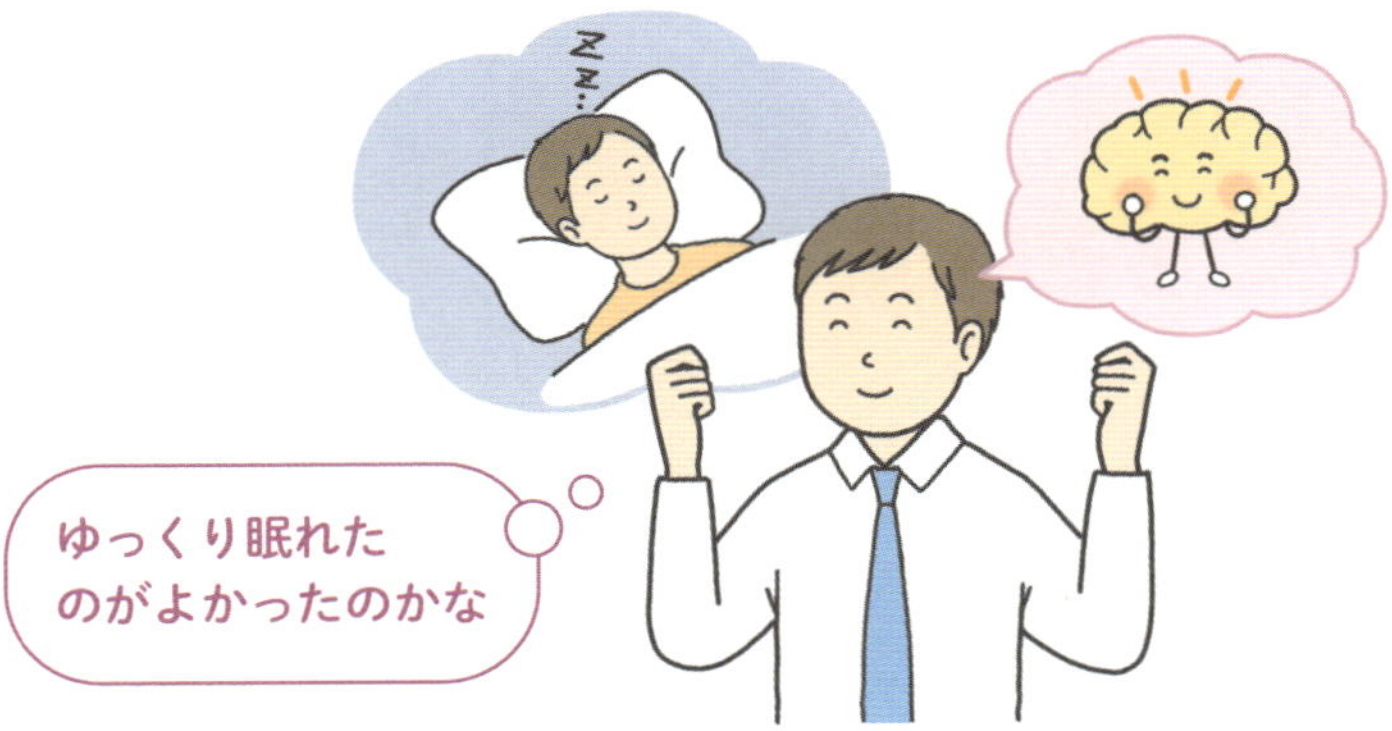
ゆっくり眠れた
のがよかったのかな

→ **回復を助ける**

病気をきっかけに生き方が変わる

病は人生の「イニシエーション」

突然やってくる病気は、とても理不尽なもので、決してよいこととはいえません。その一方で、病気は価値観を見直し、変更するための「イニシエーション（通過儀礼）」としての側面があります。

たとえば、いわゆる「仕事人間」だった人が、過労で病気になるというイニシエーションを経たことで、「仕事とプライベートのバランスを考えよう」と思えるようになることが、イニシエーションによる価値観の変化といえます。

たとえイニシエーションを経たとしても、新しい価値観との出会いがないと、病気になる前の価値観へと戻ってしまい、再発の危険性をはらみ続けます。先程の例でいえば、「仕事人間」だった人が、せっかく治療で病気が治っても、「仕事人間」のままであれば、またもや病気を発症してしまうのです。

小説家の絲山秋子《いとやまあきこ》さんは、30代で双極性障害になり、最初のうちは「病は理不尽だ」と感じていたそうです。しかし時を経るごとに、「病は心身に無理が続いたときのSOSであり、誰にでもいつかは訪れるもの」と、とらえられるようになったとしています。これこそまさに、病気をイニシエーションとした価値観の変化といえます。

「どうして私が」と思えるような病気であっても、そこになんらかの意味を見つけたとき、理不尽さから解放されます。それはご家族も同様です。患者さんの「病の意味」と、ご家族の「病の意味」が同じである必要はありません。「どうして病気になったのだろう」という問いの答えがわかるようになれば、病気の経験を活かしながら、発病前とは違う生き方へと進んでいくことができるでしょう。

病気には「イニシエーション」の側面がある

発病前

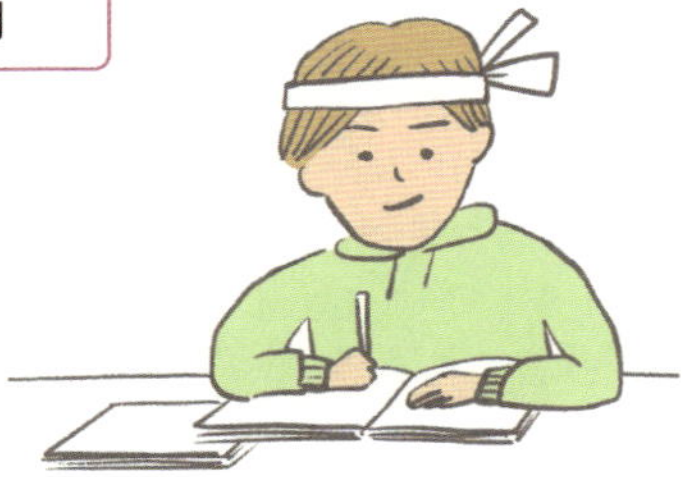

目標に向かってひたすら突っ走っていた自分

病気になる＝イニシエーション（通過儀礼）

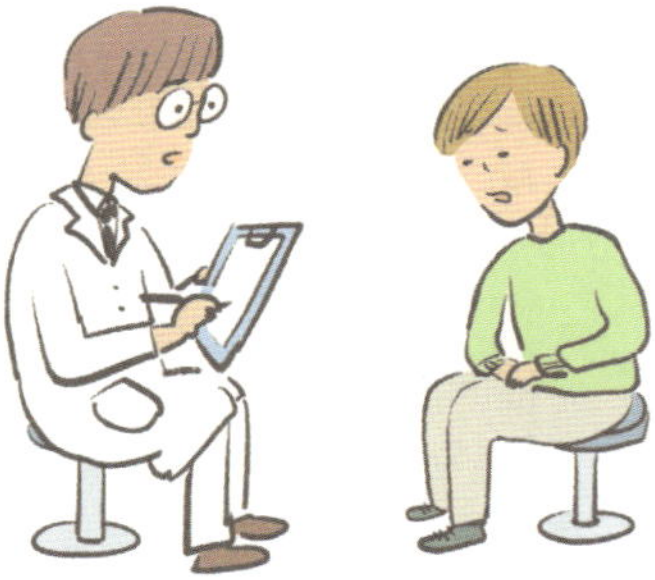

当たり前だと思っていた人生の希望や夢、目標が達成できないと知る

実は新しい価値観との出会い

発病後

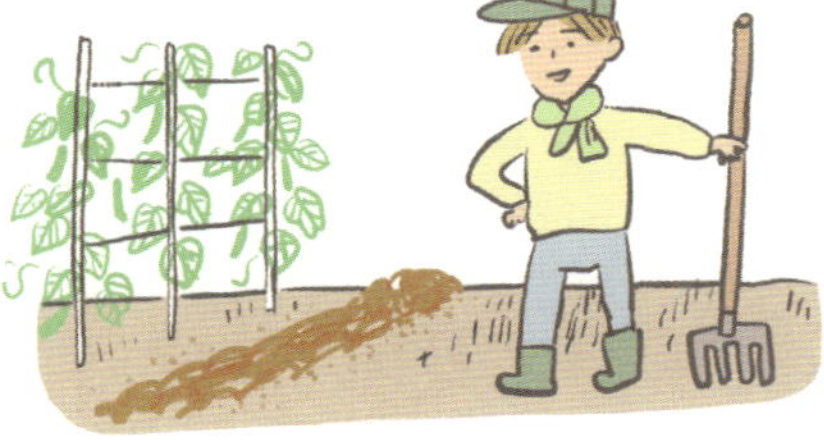

目指すのは発病前の自分ではない。新たな希望や夢、目標をもち、**これまでとは違う生き方を**

監修

糸川 昌成（いとかわ　まさなり）

東京都医学総合研究所副所長。1989年埼玉医科大学卒業。東京医科歯科大学医学部精神神経科、東京大学脳研究施設、米国立衛生研究所、理化学研究所分子精神科学研究チーム、東京都精神医学総合研究所統合失調症研究部門、東京都医学総合研究所精神行動医学研究分野分野長などを経て現職に至る。日本統合失調症学会理事、日本生物学的精神医学会評議員、日本神経精神薬理学会理事。著書に「臨床家がなぜ研究をするのか―精神科医が20年の研究の足跡を振り返るとき」（星和書店、2013)などがある。

やさしいカラー図解 **統合失調症**

2024年9月24日　第1刷発行

監 修 者　糸川 昌成
発 行 者　東島 俊一
発 行 所　株式会社 法 研

〒104-8104　東京都中央区銀座1-10-1
http://www.sociohealth.co.jp

印刷・製本　研友社印刷株式会社　0101

SOCIO HEALTH

小社は㈱法研を核に「SOCIO HEALTH GROUP」を構成し、相互のネットワークにより“社会保障及び健康に関する情報の社会的価値創造”を事業領域としています。その一環としての小社の出版事業にご注目ください。

ISBN978-4-86756-095-2 C0377　定価はカバーに表示してあります。